U0029347

大眾心理館　吳靜吉博士策劃——343

每冊都解決一個或幾個你面臨的問題．每冊都包含可以面對問題的根本知識

失控的瘦身計畫

揮別飲食障礙，重新找回身體與食物的美好關係

廖璽璸　著

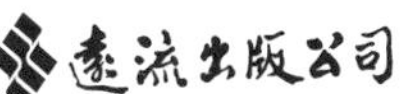

遠流出版公司

出版緣起

王榮文

一九八四年，在當時一般讀者眼中，心理學還不是一個日常生活的閱讀類型，它還只是學院門牆內一個神秘的學科，就在歐威爾立下預言的一九八四年，我們大膽推出《大眾心理學全集》的系列叢書，企圖雄大地編輯各種心理學普及讀物達二百種。

《大眾心理學全集》的出版，立刻就在台灣、香港得到旋風式的歡迎，翌年，論者更以「大眾心理學現象」為名，對這個社會反應多所論列。這個閱讀現象，一方面使遠流出版公司後來與大眾心理學有著密不可分的聯結印象，一方面也解釋了台灣社會在群體生活日趨複雜的背景下，人們如何透過心理學知識掌握發展的自我改良動機。

但十年過去，時代變了，出版任務也變了。儘管心理學的閱讀需求持續不衰，我們仍要虛心探問：今日中文世界讀者所要的心理學書籍，有沒有另一層次的發展？

在我們的想法裡，「大眾心理學」一詞其實包含了兩個內容：一是「心理學」，指出叢書的範圍，但我們採取了更寬廣的解釋，不僅包括西方學術主流的各種心理科學，也包括規範性的東方心性之學。二是「大眾」，我們用它來描述這個叢書的「閱讀介面」，大眾，是一種語調，也是一種承諾（一種想為「共通讀者」服務的承諾）。

經過十年和二百種書，我們發現這兩個概念經得起考驗，甚至看來加倍清晰。但叢書要打交道的讀者組成變了，叢書內容取擇的理念也變了。

從讀者面來說，如今我們面對的讀者更加廣大、也更加精細（sophisticated）；這個叢書同時要了解高度都市化的香港、日趨多元的台灣，以及面臨巨大社會衝擊的中國沿海城市，顯然編輯工作是需要梳理更多更細微的層次，以滿足不同的社會情境。

從內容面來說，過去《大眾心理學全集》強調建立「自助諮詢系統」，並揭櫫「每冊都解決一個或幾個你面臨的問題」。如今「實用」這個概念必須有新的態度，一切知識終極都是實用的，而一切實用的卻都是有限的。這個叢書將在未來，使「實用的」能夠與時俱進（update），卻要容納更多「知識的」，使讀者可以在自身得到解決問題的力量。新的承諾因而改寫為「每冊都包含你可以面對一切問題的根本知識」。

在自助諮詢系統的建立，在編輯組織與學界連繫，我們更將求深、求廣，不改初衷。

這些想法，不一定明顯地表現在「新叢書」的外在，但它是編輯人與出版人的內在更新，叢書的精神也因而有了階段性的反省與更新，從更長的時間裡，請看我們的努力。

【目錄】

第七章 預防飲食障礙症

【推薦序1】

黑暗中的曙光

亞洲大學心理系講座教授兼副校長 **柯慧貞**

二十多年來我長時間透過研究、教學及服務工作密切觀察兒童青少年及大學生的心理及行為問題；其中，憂鬱自傷是我長期關懷的問題。而我觀察到許多兒童青少年透過自傷行為來發洩心中的不安、罪惡感、懊惱及悔恨；也藉此向家人與朋友間接傳達出心中難以表達的痛苦，這些心中的痛、苦、惱、恨是什麼呢？我遇到愈來愈多的學生是因對自己失控的胃、體重、身材而引起的苦惱。她／他們常徘徊在應該控制胃口與無法控制胃口的期待達成或挫敗悔恨中，因而心情起伏，或自喜、或自恨，而周遭父母、師長也常不能了解其心情並給予適切協助，因而一起受盡折磨；自傷常成為其立即抒解情緒的一種方法；但卻可能帶來更多適應上的困擾。

怎麼辦？如何自助？如何協助呢？如何讓在痛苦折磨中的朋友更了解、接受、面對及處理自己要掌控、又失控的胃口、情緒、身材及自我呢？而周遭家人、老師及同儕又可以如何協助自己身邊這些可能正在黑暗幽谷中的朋友，點亮黎明的曙光呢？若您能熟讀廖璽璸醫師所著《失控的瘦身計畫》這書，相信您可以為自己或為無望中的她／他點燃黑暗中的曙光。

廖醫師以非常流利典雅的文字，用多元豐富的資料，來具體介紹飲食障礙的表現、評估方法、多元成因及後果以及自助、他助及專業協助的方法與資源；並且，也穿插各種案例故事，讓讀者可以更具體地了解不同類型飲食障礙問題的表現、診斷及相關成因，並產生共情。其中，小雨的心情故事，更是非常細膩地描述一位飲食障礙個案的發展過程、接受多元治療後對不同治療的體會反思，以及家人的態度、支持及影響等；對許多有相同困擾的朋友，不只能帶來共鳴，更能帶來希望。而對專業的臨床或諮商心理師或學生，也更能感受到不同治療技巧對個案的影響，例如，第二波認知行為治療（CBT）技巧強調對負向想法的覺察與調整的效果，而第三波認知行為學派的對立整合行為治療法（DBT）與自我接納與承諾實踐（力行）療法（ACT）則更重視對情緒的覺察與調控及融入「接受」的東方哲學；小雨也反思了她對這些不同技巧的經驗。

在飲食障礙的成因中，也重視社會文化因素的影響；瘦是最「美」，瘦是唯一的「好」，瘦是唯一的「對」，使得很多人汲汲於追求應該達到的「瘦」與「體重」，也深陷入達不到的擔心、害怕、懊惱及自恨的泥淖中。我很讚佩廖醫師不只在這本書中論述與反思這流行中的時尚價值，並將結合更多的社會教育資源，推動健康的飲食方法以及健康對待身材及美的價值態度。相信這本書及其社會教育猶如燈塔，將為臺灣民眾的健康與心理帶來更熾亮的光明與希望。

【推薦序2】

拋玉引玉脈

成功大學醫學系精神醫學科特聘教授　**陸汝斌**

子曰：「食色性也」。飲食與性慾，是人與生俱來並且終身存在的兩大基本慾望。特別是口慾，從呱呱落地就在媽媽懷裡表現無疑，雖然佛洛依德認為那也同時是嬰兒對性慾的一種表達模式，但往往很難為一般人所接受。居然嬰兒輕撫著媽媽的乳房，吸吮著媽媽的乳頭，其中充滿了愛與慾望。不可否認的從小到大雖然不停吸吮的次數隨著年歲漸長而漸少，但直到老年，一般人仍然每天至少三次以上需要滿足口慾。

誰會曉得居然吃東西也會吃出毛病。口裡吃進去的任何東西，明顯的在全身表達出來，但對身體的標準卻隨著社會變遷及個人的好惡有所不同。不妨逛逛歐洲的博物館，很明顯的發現當年的帥哥、美女，以今天的眼光看起來只能放在鏡框裡作為肥胖的警（禁）戒；但是如果到了非洲，可能又是另外一回事。然而，誰又知道風水會不會年年轉，過了若干時候會不會像皮包、皮大衣一樣，幾十年前的老貨又成了最時髦的新樣式。我們又有多少歲月可以跟得上時代去消耗自己的身體？一個時期需要身穿馬甲、束腰節食；換一個時期又需要體態豐腴、開懷暢飲，最好能配上壯碩的肌肉及古銅色的皮膚。當然，自古以來都是女的比男的要在意身材，是不是因為自古以來對身體美醜的要求，一向是女的比男的更苛刻？

更可惡的是為什麼有些人怎麼吃都吃不胖，天天擔心自己越來越瘦怎麼辦，到健身房去練了半天，半塊肉也沒凸出來，看著別人的六塊肌，自己要分出來六片皮都有點困難！偏偏有些人怎麼不吃都胖！甚至想方法吃進去就吐，吐不完再瀉，但還是會胖。連喝完水都要照照鏡子，都擔心是不是多長出一塊肉。每天餓得不得了，實在逼不得已，稍微允許自己寬心吃一點，隨即的懊惱不已馬上催吐引瀉，看著鏡子裡的她（他），恨不得死了算了。換言之，所謂胖或瘦有其不少的生物及體質甚至遺傳的因素，同時近年來的研究發現，凡是有飲食障礙的人，常常合併有不少精神疾病，諸如：各種類型雙極症（躁鬱症）、憂鬱症、焦慮症、物質濫用、人格違常（特別是邊緣性人格違常）等。到底是先有這些病才有飲食障礙，還是因為飲食障礙所以引發了這些疾病？至今仍有待進一步探討。

以往國人對於飲食障礙的了解實在不多。甚至，至今在精神醫學領域裡面也缺乏專門進行飲食障礙的分類與治療的專業醫師與團隊。但事實上這類的病人在我們周遭不但不少且有越來越多的趨勢，非常值得大眾及精神科專業團隊所注意。

很高興能夠優先拜讀廖醫師的這本好書——《失控的瘦身計畫》，能夠推薦給社會大眾及精神科的同仁是我的榮幸！希望能夠拋玉引玉脈，讓社會大眾能夠更多、更早的注意這個非常值得注意的問題。更希望有更多專業的精神科團隊，願意投入這個有意義的工作。

【推薦序3】

不管胖或瘦均無關美醜形象，都是健康問題

——在暴食、超重、病態肥胖和厭食、過輕、紙片人的二個極端擺盪中來看「感官、腦部及胃腸道三方的相互交談系統的失調」

臺北醫學大學醫學院院長 **黃朝慶**

在遠古蠻荒時代，地球為野生動物所主控，人類只是其中躲躲藏藏的一小群，整天提心吊膽、提高警覺，希望能靠著敏銳的感官（視覺，聽覺及嗅覺）提早偵測即將迫近的致命威脅，然後迅速的利用足夠的體力及時逃避或戰鬥以求不被吞噬的命運（Flight for Life）。另外，也要以靈敏的感官察覺獵物位置，以充沛的體力長途跋涉獵食以止飢且養活家人（Fight for Life）。在經常的威脅或飢餓下，自己及家人如何全力戰鬥存活下來是當時人生的唯一考量，一切均是心驚膽跳的只求生存，因當時是強者或適者生存的時代。當時人類能活的歲數有限，是故其應付 Flight for Life 及 Fight for Life 的工作主要是透過有效率的以腦部為中心來

調控及快速回應，來自感官系統及胃腸道系統的訊號（建立感官─腦部─胃腸道三方的相互交談系統）。

隨著百萬年來的進化，除了大戰亂或遭天災人禍的貧窮國家外，在地球上已開發的國家，農業及工業文明大步進化，逐漸形成複雜且包羅萬象的文明社會，求生及止飢已不是大議題了，有強健的體力以求生存變得不重要，反而是在競爭的都市叢林中，如何在爾虞我詐中努力向上爬升。食物之獲得從冒死獵取進步到伸手即可買得，甚至一天二十四小時隨時可一飽口欲的方便。在物質極度豐富下，大腦隨時經過感覺器官（同於老祖先的視覺、聽覺及嗅覺）接收到外在不斷泛濫且常常無法分辨對錯的資訊。食物誘人的形狀、顏色及味道的廣告行銷訊號無孔不入的直接進入我們的大腦中心，或間接刺激胃腸道送出興奮性訊號到大腦飲食中心，而做出求食甚至暴食的反應。相反的，大腦飲食中心也會受到文化，尤其是自我對外觀、高矮、胖瘦，甚至關連到美醜、自我形象投射敏感度的影響，特別在人生的兩個關鍵期，容易受到透過網絡臉書不斷傳遞的負面霸凌的形象攻擊，而做出厭食甚至拒食的反應。是故，來自感官系統及胃腸道系統對大腦飲食中心的影響下，食物刺激可走由止飢提昇到舒服（Comfort Food）甚至成癮的路線，也可以走由排斥、厭惡（Disgusted Food）、恐懼甚至厭食、拒食的相反路線。所以，人腦對食物發出訊號所作出的反應，使人就在舒服、過重或過輕的享受、焦慮或恐懼生活中來回擺盪不已。

雖然產生飲食障礙的原因不明，其相關的危險因素了解相當多，而過猶不及，產生暴食及厭食其實有不少共同的危險因素，包括基因、後天表觀基因（Epigenetics）的修飾、生理因素、神經系統因素、氣質及心理因素，以及環境因素。但可以理解的是飲食障礙應非單一原因所造成，而是基因、表觀基因、生物、心理以及社會環境等因素複雜交互作用而表現出來的。飲食問題特別容易發生在兩個易受關鍵（Critical period of vulnerability）的成長「過渡時期」，第一個時期是由兒童期過渡到青春期，第二個時期是由青少年過渡到初成年期，此二期是所謂的「轉骨期」，是體內生長激素及荷爾蒙急遽改變的時候，也是飲食障礙或障礙性飲食預防治療介入的關鍵時期。

隨著日益嚴重的肥胖及相繼的新陳代謝症候群問題，如心血管病變及糖尿病，目前醫界及社會非常強調肥胖的各種併發症，甚至要求個人、科部及機構加入減重計畫及評比其以噸計減重的成效。在「減重減胖」變成全民運動的時候，其負面的影響是否會衍生出「胖甚至過重就是醜」，或甚至更惡化到體重稍微增加就敏感的自卑到抬不起頭的錯誤觀念。過猶不及，在強調肥胖對身體的負面影響之外，也要廣泛宣導體重過輕或過瘦對健康也有負面衝擊，如此持平說帖對健康才是真正有益。更重要的觀念是「不管胖或瘦均無關美醜形象，而都是健康問題」！

過去有哲人說了名言「You are what you think.」，但在飲食與健康的關聯議題上，有人將之改為「You are what you eat.」，但若進一步闡述為「You are what you think and eat.」可能較為符合飲食神經心理學上的內涵。

臺灣民間在兒童及青春期飲食失調的書或刊物甚少，本書以面對面的方式說明，為有飲食障礙或障礙性飲食的人或其關心的親人而寫，也為一般有興趣了解的讀者而寫。內容詳細介紹了什麼是飲食障礙，什麼是障礙性飲食，以及其不低的發生率，也提供了問卷來區別。本書介紹了易發飲食障礙者的特定心理模式，也提醒了飲食障礙症患者的共病（Co-morbidity）問題，如憂鬱、焦慮症等，提供了可以尋求協助及諮詢的對象或團體，也強調全面評估的重要性。本書集合知識、興趣與關懷於一身的文章，可知作者對飲食障礙的關心躍然紙上。

廖醫師於醫學院畢業後，在臺北馬偕醫院黃富源主任領軍下，受了小兒科及小兒神經科完整的訓練，之後在臺南新樓醫院小兒科主任任內，有感於發展遲緩兒童的需要，在一九九〇年代初期就設立了兒童發展中心，即使之後在臺南開業行醫仍不忘初衷，在二〇〇五毅然前往美國進修取得諮商心理碩士，並參與西雅圖社區飲食障礙症的支持團體工作。她一路走來始終如一，透過成立臺南市社團法人杏璞身心健康關懷協會，積極的投入兒童及青少年的神經及心理失調的療育工作。本書是她多年來集豐富的臨床神經及心理理論再加上實際經驗所淬煉的一本好書。

我樂於為此書作序，因過去有幸與廖璽璸醫師多年共事，她不但與我同樣師出臺北馬偕醫院小兒科及小兒神經科的同門，也是我離開臺南新樓醫院後小兒科的接棒者。她對兒童及青少年神經及心理健康問題非常關注及投入，即使出國多年，卻因為關心臺灣兒童及青少年的心理健康，此時毅然返鄉，不僅透過寫書介紹正確的神經／精神健康的重要議題，也第一線投入臺南社區心理健康的關懷及重建工作，我深以她為榮，因她也是臺北醫學院在臺灣各地發光發熱的優秀畢業生之一。

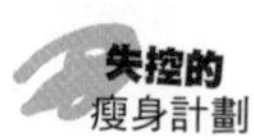

【推薦序4】

建立正確的飲食態度和健康體重的觀念

亞東紀念醫院精神科主治醫師 **曾美智**

有一天突然接到多年不見的同學廖璽璸醫師的電郵告訴我，她正著手進行一本有關飲食障礙症的著作，當時也正是我進行心靈工坊出版的《健康飲食好心情：厭食、暴食與肥胖的心理探討》一書的潤稿階段（此書已於二〇一四年十二月出版）。我們見面的閒談，除了短暫的敘舊，大部分的時間都是在討論飲食障礙症的現況和治療，也一致覺得這個在年輕族群盛行的疾病，相較在國外的廣受重視，國內對此病相關的民眾教育和疾病內容卻缺乏完整和深入的報導。飲食障礙症的病症表現，在於其異常的飲食行為和特定的認知思考，對人的生理和心理層面有交互作用，造成疾病的複雜性和慢性化。治療者需具有跨領域的知識，並且和病人和家屬的相處，才能完整認識這個疾病。廖醫師以小兒科醫師的背景，後來進修諮商心理碩士，並且在國外參與飲食障礙症的心理和團體治療多年。她提到想從病人、家庭與學校的觀點介紹飲食障礙症的相關知識和治療，我覺得是正逢其時。這本書提供了飲食障礙症的基本知識（第一章「這是什麼病？」），多元治療的模式（第一章「我需要什麼樣的幫助呢？」），和康復的心路歷程（附錄1），是國內少數由國人撰寫的飲食障礙症中文書籍。讓讀者更能感受到飲食障礙問題已經悄悄發生在國人之中。

我在民國九十二年的調查研究發現臺灣高中女生暴食症的盛行率已經和國外相當。近年來的調查，也發現醫學中心精神科門診的年輕族群（十八到四十五歲）中，五個裡面就有一位合併飲食障礙症診斷。飲食障礙症經常合併精神科問題和身體問題。個案可能自己不會主動求助，治療者若未具有足夠的敏感度和相關領域的知識，協助病人整合其所有的問題時，病人可能會在他人前隱藏其飲食問題，造成治療和防治上的漏洞。如果在疾病的初期階段，能有個案本身、家屬、學校老師（第三～六章），以及其他專業人員的一起努力，協助早期發現、轉介，和協助處理個案各層面的問題，才能貫徹疾病的預防和治療。這本書中提到病人在意的許多細節和其思考的特性（第二章「破除迷思」），閱讀後並了解他們的困難，是建立關係的關鍵第一步。

飲食障礙症的防治重點中，建立「正確的飲食習慣」（第二章「建立對飲食及身體的正確觀念」）和「健康體重」的觀念（第七章「建立正確的態度」），經常會受到環境中種種的挑戰。當前環境裡充滿太多誘人的食物，現代人的生活又因為忙碌造成不規律的進食和作息等，均是異常飲食行為的幫兇。社會文化中「瘦就是美」，近年來還有許多將「肥胖」和「身體不健康」畫上等號的資訊報導上也是另一個催化力量。患者自身在認知思考模式中有許多不理性思考，不斷努力想達到外面要求的成就標準，卻又沒有能發覺自己的困難轉念去建立適合自己的目標，反而執著於用既有的調適方法解決困難，而因此產生精神和身體健康的失衡。期待書中提到的飲食態度和健康體重概念，可以平衡當前資訊報導的偏頗，使民眾完整認識體重和健康的關係。

近年來討論飲食障礙症的原因（第一章「飲食障礙症的可能病因」），除了社會文化、家庭，和個人等因子外，逐漸將重點轉到腦部對飲食控制、身體覺知，和回饋控制的神經生物機轉上。目的是希望逐漸去除疾病和病因的污名化，讓病人和家人以「生病就要治療」的態度，減少不必要的自責和臆測。只是飲食障礙症是一個以認知和行為為主要表現的疾病，康復非一蹴可幾，也非單一種治療就可以完成。復原過程牽涉到心理生理行為和社會適應的種種問題，實在需要許多協助與答案。這本書也提供個案（第一章「我自己可以怎麼做？」）和家人（第三章「我們沒有資源協助，如何單打獨鬥？」）如何自助人助。

精神疾病的種類何其多，只是飲食障礙症因為涵蓋生理和精神層面複雜度較一般疾病更高，國外的醫療資源和資訊的便利性，是我們的學習標竿，但是重要的是如何在現有的有限資源中，達到疾病預防和治療的最大效益。個人認為可以從教育宣導和校園防治先著手。希望透過本書的出版，集結國內各領域的人共同為投入飲食障礙症的防治而努力，就從宣導正確的飲食態度和健康體重的觀念開始做起。

【推薦序5】

「吃，或不吃？」是值得正視的問題

情緒教養專家 **楊俐容**

To be or not to be, that is the question......

莎士比亞在其四大悲劇之一《哈姆雷特》中，為主角哈姆雷特王子的獨白寫下這麼一段膾炙人口的開場句。「生，或死？生存，或毀滅？死亡之後是存在，或不存在？」姑且不論這前半句在中文翻譯上有多少耐人尋味的曖昧空間，句子後半段卻毫無疑義地點出，人在面對兩難課題時的煎熬才是問題所在。

然而，莎士比亞恐怕難以想像，幾百年後竟有許多年輕心靈，同樣時時刻刻被一個兩難懸念所折磨著；只是，教他們牽腸掛肚的不是如「存在，或不存在」那般壯闊的議題，而是「To eat or not to eat」，也就是「吃，或不吃」這種微不足道的事情。

說是微不足道，包括厭食、暴食等飲食障礙症（Eating Disorder）在歐美卻早已成為年輕族群身心健康的重要議題；臺灣的盛行率雖然略低於西方國家，但隨著肥胖症越來越多，飲食障礙的問題也日漸增加。令人憂心的是，飲食障礙不僅侵蝕患者的身體健康，更會盤據他們的心靈，使得他們無法充分發揮潛能，更難獲得快樂平靜的生活。

因為深刻體會這些年輕人的痛苦，廖璽璸醫師以其小兒醫學的專業素養與臨床心理的實務經驗，寫下《失控的瘦身計畫》一書，除了希望能幫助他們走出暗夜哭泣的困境外，也企盼著社會大眾能因此對飲食障礙有更多瞭解，為深受其苦的孩子提供可以信靠的支持。

和廖璽璸醫師是初相識的新朋友，但在前後幾次為共同推動兒童青少年情緒教育而碰面對談中，深深受到她「冷眼熱腸」的特質所吸引和感動。第一章的標題目錄：「我真的病了嗎？這是什麼病？為什麼是我？誰能幫助我？我需要什麼樣的幫助呢？我自己可以怎麼做？我的未來會如何？」一條理清晰地帶領著飲食障礙症患者走向有光的出口。

本書的第二章則直指核心，透過探討流行文化中對「身體意象」的錯誤觀念、提供對待飲食及身體的正確方法，幫助飲食障礙症的高危險群，也就是想要或正在減肥的廣大族群破除迷思，避免掉進備受折磨的痛苦深淵。接下來的幾章，分別寫給患者父母、師長、兄弟姊妹與配偶，除了陪伴守則也不忘關照這些旁人的心理感受。

記得第一次和廖醫師碰面時，她說起在美國研究飲食障礙症的歷程、談到情緒壓力才是這些身體與行為問題的真正病灶，當時她所散發出來的光與熱，至今仍讓我無法忘卻。相信這本專業理性卻又充滿人文關懷的醫療指南，能幫助更多人妥善因應壓力、邁向情緒成熟，從飲食障礙脫困，從而得以身心安頓！

自序

二〇〇五年耶誕節，我帶著兩個國中生子女赴美，中斷二十年的兒科醫師生涯。當生活漸趨穩定後，自忖，如果我們認為美式教育比較適合孩子，為什麼自己不去經驗一下呢？回想婚後偕夫婿到數個美國醫學中心短期進修的刺激，仍回味無窮。就試試吧。於是選擇一向喜愛的心理學。雖然讀著玩，玩著讀，但是很快就決定以「飲食障礙症」貫穿所有學習的主軸。除了因周遭有一些親友為其所苦，也因自己過去看診時未能好好協助這類患者，實感遺憾。有一日，竟在居所附近的社區活動中心發現飲食障礙症支持團體，立即以小兒科醫師與心理系研究生的身分參與，一待就是四年。

這四年中大家每兩週聚會一次，分為兩組進行。一組為病人，另一組為家屬朋友。每次聚會在破冰活動後，先由主持的蘭普生（Kathleen Kim Lampson Reiff）博士開場，簡介飲食障礙症的現況與未來，然後再分開討論。我因而有機會遇到非常多的患者，聽到許多故事，了解到漫漫復原長路的悲與喜。一路走來，我反而是受益最多的參與者。除了第一手接觸患者印證所學，還比一般治療師得到更深入的資料，至少經常聽到他們交換治療師的好壞，哪一個精神科醫師自大傲慢，哪一個治療師溫柔又有責任感，讓我在後來的心理治療實習中較容易與患者建立關係，也與一些家屬及病人變成好朋友，時間一久，往往在新人加入不久，就可以由他們的態度「算命」，猜出預後。總是有人認真面對，也有人來團體抱怨完自己的一生，轉身離去。

我也曾應邀與其他學校學生就東西方文化差異，討論學習心理學的心得。在那一場兩個小時的座談裡，令我驚訝的是，竟然有一韓裔博士生與一華裔美國人告訴我，她們都有飲食障礙症，而且認為亞裔社會文化壓力是誘因之一。那位韓裔學生說，她的母親除了追蹤她的成績，還追蹤體重，擔心她體態不美，找不到好對象。華裔美國人則畢業於名校，已經在微軟工作，為了幫助飲食障礙症患者，決定轉換跑道成為治療師。她敘述自己「成功」的一生，是怎麼在家庭壓力及自我高度完美主義要求下，血淚斑斑的堆積而成。大家都同意在西風東漸後，亞洲人除了原本對高學歷教育價值的傳統追求外，還加上要求體態美的傾向，壓力不減反增。

見到這許多姣好的年輕人受盡飲食障礙症的折磨，我決定書寫此書。在臺灣社會裡，因此症而暗夜哭泣者，應該不少，尤其在與臺灣的精神疾病領域專家請教後，我更深信不疑。

如果我的書能幫助他們與周遭的人了解飲食障礙症，進而能減少一些痛苦，將是我生命中最大的安慰。

本書中以「他」做人稱敘述，雖然飲食障礙症以女性居多，但是男性並非免疫，不但如此，還有越來越多的趨勢。因此我用中性代名詞。

書寫過程中，感謝許多人幫助，真是數算不完。家人始終是堅強的啦啦隊，女兒還幫我訪問西雅圖ＯＰＡＬ飲食障礙治療中心，提供畫作做插圖。精神科權威陸汝斌教授細心幫我看稿，給我意見。亞洲大學副校長，也是臨床心理學專家柯慧貞教授，常常給我鼓勵。老同學曾美智醫師也提供她的論文與第一手觀察資料。也謝謝台北市立聯合醫院松德院區陳冠宇醫師讓我觀摩他們的飲食障礙症討論會。

在西雅圖的寫作過程中，蘭普生博士與她的先生瑞福（Dan W. Reiff）博士毫無私心的讓我引用他們的著作，經常殷殷詢問有無困難，銘感在心。每逢寫完一章，我的兩個好朋友，中緒與廣莉，分別以專家（中緒是西雅圖的諮商心理師）及一般閱眾的身分給我意見，幫助很大。遠流編輯同仁指導我這個書寫素人，也很費力氣，在此一併致謝。

Chapter 1.

給胃口失控的你

- **從操控到失控**
  你不是唯一的
- **我真的病了嗎？**
  飲食障礙與障礙性的飲食／問卷1：你想變瘦想得快要發瘋了嗎？／問卷2：飲食態度量表／問卷之後
- **這是什麼病？**
- **為什麼是我？**
  發生率與盛行率／飲食障礙症的可能病因
- **誰能幫助我？**
  精神科醫師／心理治療師／營養師／支持團體
- **我需要什麼樣的幫助呢？**
  個別心理治療／團體心理治療／藥物治療／飲食營養治療／家族治療／內科住院治療／精神科住院治療
- **我自己可以怎麼做？**
  寫心情日記／設立目標表／養成記錄問題行為的習慣／培養一個嗜好，每週至少做一次這個活動／與至少兩三個以上的朋友有固定的聯絡／做一些事讓自己開懷的笑／擔任志工幫助別人
- **我的未來會如何？**

從操控到失控

當全世界都在減肥，並把它當成一種必須貫徹始終的生活準則時，你是不是也早已加入這場戰局？當身材美麗的標準已不再是穠纖合宜，而是瘦骨嶙峋的紙片人體態時，你是否始終覺得自己不夠瘦？甚至是胖得不像話？當健康與否早已不是重點，審美的標準正不停的向「極瘦」傾斜時，你是不是對自己吃了什麼、該吃多少，日夜焦慮著？當你面對食物時，是不是彷彿有如進行一場心智殊死戰——吃？不吃？這種人類的本能，一件原來是再簡單快樂不過的事，在你心中是否持續著永無休止的辯論？

本來以為自己比什麼人都強，因為你覺得自己比周遭節食者更有毅力堅持。你嚴格的控制胃口：以堅強的意志力強悍的進行「模塑身材」。因為這是你絕對且唯一的目標。但是不夠，還不夠，永遠不夠。所以你運用了許多外力協助你達陣。從減肥聖品、減肥祕方、減肥藥物、瀉劑、強力的運動，到一些別人想也想不到的方法：例如禁食、催吐等等。但是，有時候，你失控了。在某些暗夜時光，或無人知曉的時刻裡，你悄悄的、祕密的進行了一場狂吃的個人派對。然後，也獨自一人進行某一個儀式的「善後」，來撫平你對失控的悔恨。

也許你已經開始在問自己：「我怎麼啦？」因為你漸漸不能承受這些日夜啃噬著你的思

緒。你的腦子裡只剩下「吃」、「不吃」、「吃什麼」、「怎麼吃」，你越來越無力應付其他生活上的事務。也許還沒有人發現你的祕密：幸好，你現在只需面對自己。

但身邊的親人可能已經嗅出一些什麼不同，你感覺到懷疑的眼光，你得更小心的隱藏，這些祕密儀式千萬不能讓別人發現。山雨欲來的壓力使得你有些狼狽。

不過也許你還沒覺察到自己的種種變化，還認為自己用特別招式或魔術祕法在減肥，始終沾沾自喜著。畢竟沒有多少人可以面對佳餚不動心，更沒有多少人可以嚴格的控制每日僅攝取幾百卡路里。但是，身體不是機器，身體會自己找出生存之道。你越操控，反作用力越大，失控的機率越高。你的意志在與身體的征戰中，逐漸敗北，乃至一敗塗地。

◆你不是唯一的

有一群為數不少的人，尤其是年輕女性，和你一模一樣，正為失控的胃口受盡折磨。昨天也許因為成功的將熱量攝取控制在三百大卡以下而飄飄然，為自己擁有超強的控制力而驕傲自得；今天卻因失控大吃，而覺得自己是全天下最差勁、最醜陋，甚至是最胖的人而痛徹心扉。昨天的優越感已蕩然無存，取而代之的是罪惡感與羞恥心。情緒日日在這兩種極端之間擺盪，越搖越劇烈，有時便甩出軌道外，墜入了外人看不懂、自己也不能明白的焦慮及憂鬱的深淵裡。

這些為數不少且藏得很隱密的人，有的不知自己有問題，有的知道自己受著煉獄般的折磨卻不知如何開口求救。因為我們的社會對這個問題知之甚少。

這是一種疾病，叫做飲食障礙症（eating disorder，簡稱 ED）。過去曾譯為神經性厭食症，也有譯為神經性飲食異常、精神性飲食異常，或心因性飲食障礙等等。但因醫界對於此症尚未有完全的了解，對於分類也還不統一，本書根據《精神疾病診斷與統計手冊》第五版（*The Diagnostic and Statistical Manual of Mental Disorders*，簡稱 DSM-5），統稱飲食障礙症。

飲食障礙症有多常見呢？以下這些數據絕對超過你的想像。美國國家飲食障礙症協會（National Eating Disorder Association）的網站報導❶，在美國有一千萬女性、一百萬男性，因飲食障礙症嚴重到需與死神做殊死戰，比愛滋病患者還多。如果不論其嚴重度，那麼所有符合飲食障礙症診斷條件的，總數約有三千萬人。約為自閉症、思覺失調症的十倍，老人失智症的六倍。這還不包括部分符合診斷條件的輕度患者。

想想你聽過的病例：

「木匠兄妹」合唱團（The Carpenters）裡的妹妹，凱倫・卡本特（Karen Ann Carpenter）三十二歲就死於厭食症引起的心臟衰竭；從此美妙的鼓音與歌聲成為絕響。

女神卡卡（Lady Gaga）在二〇一二年公開宣示，要以自己的「身材缺陷」為榮（她多次被歌迷取笑太胖），並鼓勵所有人這樣做。因為她自十五歲起就深受飲食障礙所苦，包括厭食與暴食，現在決心要對抗它，找回身體的自主權，不要臣服於現今社會的美的標準。

二〇〇六年巴西名模瑞斯頓（Ana Carolina Reston）二十一歲時死於厭食症引起的腎臟衰竭。事實上，二〇〇六～二〇一二年，名模界至少有五個人死於飲食障礙。包括以色列的希拉・艾瑪麗西（Hila Elmalich），她在與飲食障礙搏鬥了二十多年後，於三十四歲時逝世，死時只有三十多公斤。以色列還因而立法，禁止「紙片人」成為模特兒，規定模特兒必須連續三個月，身體質量指數（body mass index, BMI）大於十八・五才可以出現在媒體上。

英國知名的作曲家兼歌手艾爾頓・強（Elton John）也承認在年輕時曾為暴食症所苦。在歐美國家，知名人士中有飲食障礙症者，族繁不及備載。

你不奇怪，也非唯一。但是，為什麼你以為你是呢？

因為我們的社會對飲食障礙症不了解。醫界人士在教育社會大眾認識有關飲食障礙症方面仍有待努力。病患及家屬經常不知應該就醫，遑論該如何正確就醫。反觀國外，美國現在每年有超過七百種刊物及書籍專文討論此症，可以想像飲食障礙症在美國是多麼普遍且嚴重的問題；但是他們已經意識到，並且努力治療及教育民眾。我們也應當如此做，來幫助飲食障礙症患者。

雖然以往飲食障礙症一向被認為是白人的疾病，但是近年來研究顯示，不論什麼族裔，已越來越有並駕齊驅之勢。根據美國國家飲食障礙症協會的資料顯示，除了厭食症仍以白人居多以外，其他如暴食、狂食，或其他輕型飲食障礙，則不管是亞裔美人或拉丁裔美人，其發生率並無二致。因此我們應慎重的面對這個問題。

現階段你也許失控了，你的胃口像一匹曾受過嚴格訓練、現在卻脫韁了的野馬，使得你無一寧日。當其他人繼續肆無忌憚討論身材、計較飲食與卡路里時，就如同在你的傷口上撒鹽。媒體大肆讚美纖細體態，瘦身廣告亦俯拾皆是，再再刺激著你。但是，也有無數的患者成功復原了，健康快樂的重享與食物的美好關係。因此，好好的認識飲食障礙，面對它、治療它，那麼「吃」這件事，就會再回到自然的軌道上。

我真的病了嗎？

為什麼有人減重減得很成功，而你減著減著，就減得走樣了呢？是減重減出問題，還是你有毛病才使減重這件事變得如此沉重呢？

◆飲食障礙與障礙性的飲食

其實出問題的減重有兩種：第一種就是前述病態性的飲食障礙，第二種是比較常見的「障礙性飲食」（disordered eating）。障礙性飲食乃指飲食方法不對，或吃的內容不對，導致身體吃出問題了。例如有人只吃香蕉，或只吃某一特殊食品，也有只吃蒸物的；因為他堅信這樣做可以減重。障礙性飲食也可以是吃的方式不對，例如一天只吃一餐，結果造成電解質不平衡、骨質不夠、注意力不集中等等。

二〇〇八年由美國《悅己》雜誌（*Self Magazine*）與北卡羅萊納大學教堂山分校（The University of North Carolina at Chapel Hill）一起合作的調查報告顯示：二十五～四十五歲的美國婦女，扣除百分之十已被診斷為飲食障礙者，有百分之六十五的人有障礙性飲食的情形。這意味著在這個年齡層有高達百分之七十五的婦女，對自己的身體或所吃的食物有不健康的看法及做法。值得重視的是，其中一半以上的人雖然體重位於標準範圍內，卻仍在減重中。此研究中布立克（Cynthia M. Bulik）教授還特別指出，上述的發現是不分族裔的：無論白人婦女或非裔、西裔、亞裔均有不正常的飲食行為：而且不只是女性，男性也是如此。

為什麼要這樣減個不停呢？除了因為現在一般對於美的標準是這樣以外，問題還在於人們以為，如果身材越苗條，則遭遇到的困難就會越少，人生也會越順利。例如包括：求職、求偶、人際關係、婚姻幸福、事業成就等等。這樣的信仰強烈到不惜犧牲健康去換取也不怕的地步。

不過，雖然障礙性飲食者也有可能產生嚴重的問題，但是只要讓他們明白真相，並且提供正確健康又有效的方法來達到理想體重，他們便可以遵循，而將問題解決。但是飲食障礙的患者並非自己想要改變就可以做到的。一開始飲食障礙症患者也是安安靜靜的躲在眾多減肥人士中，與別人一樣減肥，節食彷彿成了一種保護色。但是，逐漸的，他們減得不再理直氣壯，有些行為必須避人耳目了。有一部分的自我也開始質疑：這樣對嗎？為什麼我想瘦想得快要瘋了？不！幾乎已經瘋了！離正常的生活型態越來越遠了！

換句話說，飲食障礙症患者無法不去想食物，所有的思想、情緒、所作所為只有食物，腦袋裡沒有多少空間給生活上其他的事了。學生沒有辦法讀書，上班族無法工作；也許外表看不太出來，但是從成績、績效、人際關係、情緒穩定度上會慢慢的出現各種問題。飲食障礙症之所以嚴重，正是因為無法控制了。而且哪怕明白自己所作所為是病態的，卻怎樣也改不了。

你是障礙性飲食？還是飲食障礙症？以下問卷可以簡單的幫助你。

✽問卷1：你想變瘦想得快要發瘋了嗎？（Are You Dying To Be Thin?）

這是一份粗略查看你是不是罹患了飲食障礙症的問卷，是筆者曾協同主持的西雅圖飲食障礙症病友支持團體（Eating Disorder Support Group in Seattle）負責人——蘭普生（Kathleen Kim Lampson Reiff）博士於一九八九年設計的，發表在與她的丈夫瑞福（Dan W. Reiff）博士合著的《飲食障礙：復原期的營養治療》❷一書中。筆者取得他們的同意，將問卷譯成中文。如果你對於自己或你關心的人的飲食型態感到不安，不妨先從這份問卷開始。

這份問卷是由蘭普生博士根據她的臨床經驗設計而成，並未做過大規模的效度測試，但亦頗有參考價值。

✽問卷2：飲食態度量表（EAT-26，英文版請見附錄3）

這份問卷也是用於篩檢出可能有飲食障礙症的高危險群，但並非據此做出診斷。

國際上較常採用的問卷是「飲食障礙量表」（Eating Disorder Inventory, EDI），囿於版權因素，有興趣的讀者可逕行上網查詢。飲食障礙量表與問卷2飲食態度量表均有中文版與信效度建立。

◆問卷1：你想變瘦想得快要發瘋了嗎？

以下的問卷將幫助你發現你的思考或行為模式，是否有厭食症或暴食症等飲食障礙的傾向。

【答題說明】

請誠實回答下列問題。回答時請根據現在的狀況，非過去的經歷，也不是未來你希望有的行為模式。在上方空白處填入號碼。每一題都要回答。除非有特殊指示，否則不可留下空白。

（　）1. 我目前的飲食習慣與我的家人及朋友不同。
⑴經常如此　⑵有時候　⑶很少　⑷從沒有過

（　）2. 如果我沒有按照計畫運動，我會感到恐慌，因為我怕我的體重會上升。
⑴經常如此　⑵有時候　⑶很少　⑷從沒有過

（　）3. 朋友都說我很瘦，可是我不相信他們，因為我覺得自己很胖。
⑴經常如此　⑵有時候　⑶很少　⑷從沒有過

（　）4.（女性回答）並沒有生理上的問題，但我的經期停了，或變得不規則。

⑴是　⑵否

（　）5.我變得被食物操控住了，我沒有一天不為吃什麼或不吃什麼而擔心。

⑴幾乎總是如此　⑵有時候　⑶很少　⑷從沒有過

（　）6.我已經減去（我的）理想體重的百分之十五，現在的體重在理想體重的百分之八十五以下。

⑴是　⑵否

（　）7.如果明天站到體重計上時發現我重了一公斤，我會感到恐慌。

⑴幾乎總是如此　⑵有時候　⑶很少　⑷從沒有過

（　）8.我傾向單獨吃東西，或是在我可以確定沒什麼人會注意看我的場合吃。如此一來方便我吃得少一點，以及減少與家人朋友共同進食的可能。

⑴經常如此　⑵有時候　⑶很少　⑷從沒有過

（　）9.我會失控的狂吃，吃下大量的食物到我很不舒服並會催吐的程度。

⑴從未有過　⑵小於每週一次　⑶每週一～六次　⑷每天一次以上

（　）10.（注意：第9題答1者才作答，其餘的請跳過此題，不必回答）

當我狂吃時，會吃下超過我想要吃的量，我對自己正進行的狂食有時並不自覺或感覺無法控制。

⑴從未有過 ⑵小於每週一次 ⑶每週一～六次 ⑷每天一次以上

（ ）11.我使用瀉劑或利尿劑幫助我控制體重。

⑴從未有過 ⑵很少 ⑶有時候 ⑷規律地使用

（ ）12.我會在食物上玩一些花樣（例如：把食物分的小小塊，或把食物偷偷藏起來讓人以為我已經吃完了，或把食物咬一咬嚼一嚼然後吐出來，或有隱密處藏食物），或有時候會告訴自己某些食物是不好的。

⑴經常如此 ⑵有時候 ⑶很少 ⑷從沒有過

（ ）13.周遭的人開始對我吃什麼感興趣或關心，但我則對他們要我吃多一點感到生氣。

⑴經常如此 ⑵有時候 ⑶很少 ⑷從沒有過

（ ）14.我最近覺得比以前憂鬱和暴躁，有時候只有自己一個人獨處的時間變多了。

⑴是 ⑵否

（ ）15.我獨自一人進食，把對食物的懼怕藏在心裡，因為我想沒有人能了解我的心情。

⑴經常如此 ⑵有時候 ⑶很少 ⑷從沒有過

（　）16. 我喜歡為別人烹調美食或高卡路里食物，前提是我自己不必吃。
⑴經常如此　⑵有時候　⑶很少　⑷從沒有過

（　）17. 我生活中最大的恐懼是體重上升或變胖。
⑴經常如此　⑵有時候　⑶很少　⑷從沒有過

（　）18. 我做很多運動以控制體重（每週超過四次或每週超過四小時）
⑴是　⑵否

（　）19. 有關減肥、運動或計算卡路里的書籍雜誌，我發現我可以全神貫注地去閱讀，以至於花費不少時間在閱讀這些書籍。
⑴經常如此　⑵有時候　⑶很少　⑷從沒有過

（　）20. 我有完美主義者的傾向。除非把事情做得很完美，否則我對自己不會感到滿意。
⑴幾乎總是如此　⑵有時候　⑶很少　⑷從沒有過

（　）21. 我有時候長時間不吃（禁食），或長時間只吃一點點，藉以控制體重。
⑴經常如此　⑵有時候　⑶很少　⑷從沒有過

（　）22. 努力去做到比我所有的朋友都瘦這件事，對我而言是很重要的。
⑴幾乎總是如此　⑵有時候　⑶很少　⑷從沒有過

【計分方式與結果】

步驟一：把每一題的得分加起來。總分是＿＿＿＿＿＿。

步驟二：請對照下表分數

小於或等於38——有厭食症的傾向。

39～50——有暴食症的傾向。

50～60——代表你十分介意體重。也許有厭食症的傾向，但目前不是厭食或暴食患者。也有成為嗜食或肥胖的可能。

超過60——非常不可能厭食或暴食。但無法斷言不會有成為嗜食或肥胖的可能。

一定要注意的是，這是個參考數值，並非診斷工具。一旦有疑惑，一定要由專業人員做出診斷才算數。

◆問卷2：飲食態度量表

題目	總是	經常是	常常	有時候	很少	從未
1. 我一超重便恐懼。						
2. 即使感到飢餓，我也會避免進食。						
3. 我的心思意念都被食物佔據了。						
4. 我會大吃到覺得自己好像可能停不下來。						
5. 我把食物分的小小片的吃。						
6. 我對自己吃的食物的卡路里值很注意。						
7. 我尤其避免高碳水化合物的食物（例如：麵包、米、馬鈴薯等等）。						
8. 我感覺別人希望我吃多一點。						
9. 我吃完以後會嘔吐。						

	總是	經常是	常常	有時候	很少	從未
10. 吃完東西後我覺得有罪惡感。						
11. 我被想要更瘦的欲念控制著。						
12. 當我運動時想著的是燃燒卡路里。						
13. 除了我自己以外，其他人都認為我太瘦了。						
14. 我堅信我的身上有許多肥油。						
15. 我花比別人更多的時間吃完我的餐點。						
16. 我避免吃到食物內所含的糖分。						
17. 我吃減肥食品。						
18. 我覺得食物控制了我的生活。						
19. 我展現出對食物的自制力。						
20. 我覺得別人施壓要我吃。						
21. 我花太多時間及心思在食物上。						

22. 吃完甜點後我覺得不安。						
23. 我投入減肥行為。						
24. 我喜歡肚子空空的。						
25. 進餐後我會有衝動想要吐掉。						
26. 我享受嘗試新的油膩、味濃的食物。						

【計分方式】

1～25題：

總是：3分

經常是：2分

常常：1分

其餘（有時候，很少，從未）：0分

26題則相反：

總是：0分

經常是：1分

常常：2分

其餘（有時候，很少，從未）：3分

1～26題的總分大於20分時，宜就醫。

行為紀錄

	從未	一個月一次或更少	一個月二～三次	每週一次	每週二～六次	一天一次或更多
A. 狂吃暴食到好像自己停不下來（這裡所謂的狂吃暴食是指：在同樣的情況下遠比一般人吃得多，而且覺得失去控制了）。						
B. 為了控制體重或身材，你會催吐。						
C. 為了控制體重或身材，你會使用瀉劑、減肥藥或利尿劑。						
D. 為了控制體重或減重，你會一天運動超過六十分鐘。						

	有	沒有
E. 過去六個月中，你的體重掉了二十磅（九公斤）。		
F. 你曾因飲食障礙接受過治療。		

這份問題行為紀錄可以幫助專業人員更進一步了解狀況，有利於做出正確的診斷。

◆問卷之後

此刻你的心情可能很複雜。如果你是父母，剛才的問卷是根據你觀察到的孩子的狀況來填寫的，一開始可能因為對一直以來所觀察到的異常行為稍得到一點解釋，而如釋重負。但繼之襲來的也許是更大的不安與不解。

如果是你本人的飲食行為異常，你也許有無數的疑問：這是什麼病？精神病？神經病？為什麼是我？有人跟我一樣嗎？他們後來都如何呢？好了嗎？若沒有好，又會是什麼樣子呢？我現在要怎麼辦呢？另外，也有一種令人費解但是確實不少患者會有的反應是：這種異於尋常的飲食行為是我生活裡唯一擁有的控制力，誰都不許改變它。換言之，有人求救無門，有人拒絕救援。這正說明了飲食障礙症的複雜性。以後的章節將會針對你可能有的疑慮一一提出討論。

這是什麼病？

美國精神醫學學會出版、最常使用來診斷精神疾病的指導手冊《精神疾病診斷與統計手冊》第五版（DSM-5）❸對飲食障礙症有詳細的診斷標準，且已有中文版❹。新版的診斷標準相對於舊版，把死板的定量標準轉成症狀及行為的敘述。例如，不再以低於標準體重多少來下厭食症的診斷，而是聚焦在飲食行為及患者的情緒感受上。並且也首次正式將嗜食症列入，以便區別於一般的大吃大喝。以下列出厭食症、暴食症及嗜食症等的診斷標準。

餵食和飲食障礙症可分為：

1. 厭食症（Anorexia Nervosa，診斷標準見53頁）
2. 暴食症（Bulimia Nervosa，診斷標準見55頁）
3. 嗜食症（Binge Eating Disorder，診斷標準見58頁）
4. 其他特定的餵食和飲食障礙症（Other Specific Feeding or Eating Disorder, OSFED，診斷標準見60頁）
5. 非特定的餵食和飲食障礙症（Unspecified Feeding or Eating Disorder, UFED）

厭食症患者美麗的故事

美麗都到半夜兩三點才睡，這對高中生而言，似乎並不足為奇。更何況她從小就是個乖孩子、好學生。媽媽與爸爸離婚後的這兩年，許多時候她必須自己下廚，幫忙家務；媽媽值夜班時，她也常常一個人在家。她從無怨言，是媽媽貼心的好女兒。對有家暴前科的爸爸，她總是體貼的不在媽媽面前提起。她是許多親友心目中的「完美女兒」。她的母親更是如此認為。近幾個月來，媽媽發現她吃得很少，睡得很少，也不再同去外婆家聚餐。美麗應該在幾個月內瘦了十幾公斤以上。媽媽於是盡量把上班時間安排得好，努力的煮她愛吃的菜。但是她起先是婉轉拒絕；如果媽媽不停勸說，美麗就哭得淚盈盈的。問她哪裡不舒服，卻又斷然否認。媽媽覺得她與以前有一些不同。例如：變得很少與同學出去玩，坐在書桌前的時間越來越多，話也越來越少，也比較沒有耐性。有一回媽媽叫她吃剛烤好的蛋糕，因為美麗沒有反應，媽媽提高音量連續叫了幾次。她竟然跑到臥室，把房門鎖住了。搞得媽媽也很火大，隔著房門罵她幾句。之後，媽媽發現美麗的月經沒有來，而且滿浴室都是掉落的頭髮。媽媽心想她一定身體出問題了。好不容易拖著她去找家庭醫師。醫師竟堅持她們轉診到精神科。在精神科醫師那裡，媽媽才明白美麗變了的原因乃是厭食症。但醫師的解說讓媽媽費解及十分焦慮。醫師不但不能立刻解決美麗的問題，還說如果美麗體重繼續下降，她可能需要住院灌食。

美麗不停的對母親說：「媽媽！對不起。我不能吃。我知道我不應該不吃，但是我就是不能吃。」還說「不吃」是她唯一擁有的。一聽到醫生說她有厭食症，體重過輕的話需住院灌食。她竟哭著說：「媽媽，千萬不要，我寧死不吃，請不要讓我入院。」她不停的抱歉自己使得母親那麼傷心，也說她的心如千刀萬剮。但她就是「不能吃」、「不配吃」。從精神科醫師那裡，媽媽得知美麗覺得自己不夠好，她一直認為自己應該做個更好的孩子，但一直都沒有做好。美麗擔心媽媽很快就發現她的功課不行了。她還一直說「我好胖、好醜，連爸爸都不想要我。我不要住院，我不要吃……。」

媽媽也開始問自己：是不是離婚導致美麗的問題？還是她太晚離開那個渾球丈夫？還是花太少時間在美麗身上了？媽媽也開始覺得自己不是個好母親。一直想是哪一步開始出錯的呢？怎麼去面對厭食症呢？美麗與媽媽彷彿都跌入萬丈深淵。

✻厭食症的診斷標準

A. 限制熱量攝取導致明顯的體重降低，低到依照此人的年紀、性別、發展階段與身體健康應有的最低期望體重值以下。

B. 縱使體重已經過輕，仍強烈害怕體重增加或變胖，或者有持續性的行為來防止體重上升。

C. 對自己的體重、身材之體認有障礙，過度依據體重、身材來自我評價，或持續否認目前過低體重的嚴重性。

又可分為：

● **禁食型**（Restricting Type）：在過去三個月裡，此人未曾重複從事狂食或清除行為（意即自我誘導的嘔吐或不當使用瀉劑、利尿劑或灌腸），而是嚴格限制飲食或過度運動。

● **暴食／清除型**（Binge Eating/Purging Type）：在過去三個月裡，此人重複從事狂食或清除行為（意即自我誘導的嘔吐或不當使用瀉劑、利尿劑或灌腸）。

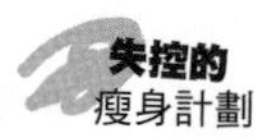

暴食症患者茵茵的故事

大約在國二時，我開始設立自己的體重標準。為什麼呢？因為當時我參加越野校隊，我的表現很好，常常是前幾名。體重輕會對長途賽跑成績有幫助。我的學業也表現得不錯，父母很以我為榮。但是我很害怕，因為我其實沒有他們以為的那麼好。一開始我想將體重降到四十五公斤，心想也許可以把越野賽成績拉得更高，因此不吃學校的中餐。成功了！那種睥睨比我胖的同學的感覺真好！我想，如果我可以操控食慾與體重，那麼我就有可能一直維持著父母心目中的那個優秀的我。因此控制食慾與體重成為我生活唯一的目標。於是，我想體重若能再下調到四十公斤，應該會更安全；我更努力計較卡路里了。

我在上課前一個半小時就開始跑操場，每天只吃生菜沙拉，不讓卡路里超過五百卡。怎麼吃？吃什麼？這個問題無時無刻不在腦海裡盤旋。我得花更多時間坐在書桌前，因為我沒有辦法專心讀書，滿腦子都是食物。漸漸的我覺得與同學的距離越來越遠，表面上我依然笑著應付一切，但是自己就像被困在無止盡的幽暗隧道裡，而唯一指點我方向的明燈竟是體重。日復一日的饑餓啃噬我的精神與肉體。一時失控的多食，令我極端厭惡自己。接著我發現將吃下的食物吐出可以是我的另一種救贖。但這還不是盡頭。嘔吐過後，對失控的自己的怨恨、失望與自責才開始另一個折磨我的輪迴。尤有甚者，對自己可能失控的恐懼與時俱增，甚至到必須藏起食物、鎖住冰箱的程度。在我的年代（茵茵現年五十歲），沒有人知道這是一種疾病。我沒有向父母或老師求救過，祕密過著雙面人的日子。我不知道這一切代表什麼，更糟糕的是我不能說我做了什麼。但我知道，當祕密被發現的時候，我所架構的、在所有人眼中的「我」會碎裂一地。

✻暴食症的診斷標準

A. 重複狂食發作。一次狂食發作同時具備下述兩項特徵：

(1)在一段獨立時間內（如：任何兩小時內），吃下的食物量絕對多於大多數人在相同時間及類似情境下所能吃的食物量。

(2)在發作之時，感覺對進食行為失去控制（如感受到自己無法停止吃，或無法控制自己吃什麼或吃多少）。

B.一再出現不當的補償行為以避免體重增加，諸如：自我誘導的嘔吐，不當使用瀉劑、利尿劑、灌腸或其他藥物，禁食，或過度的運動。

C.平均來看，狂食及不當的補償行為（狂食加上不當的補償行為就是暴食）的發生頻率每週至少一次，至少達三個月以上。

D.身材及體重過度影響自我評價。

E.此障礙並非發生於厭食症的發作過程中。

嗜食症患者永強的故事

永強自從上了高中以後，漸漸的沒有以前快樂了。一方面是他幾個國中的死黨上了私立教會學校，不再與他同進同出；一方面是功課壓力變得比較大了。兩個兄姊又都在外地上大學。寡母雖然關心他的生活起居，但她是個職業婦女，並沒有太多時間與永強談心。一開始，在放學後，他也想完成作業，但總覺得力不從心。成績也越來越難看。趕不上之後，就不好意思在課堂上發言，朋友也漸漸少了。後來，永強花越來越多的時間在自己房間裡，且藉故遲到，甚至逐漸的缺課。他大部分的時間用來睡覺，有時也上網聊天。上學變得很不愉快，最後變成一種惡性循環。功課越積越多，老師及母親不停催促，同學越來越疏遠；永強更不想上學了。

永強開始吃一堆零食來撫慰自己低落的情緒。食物成了他的安慰劑。課業上有挫折，他吃；覺得自己不如人，他吃；受到責備，他吃；受到輕視，他吃；討厭自己時，更吃。吃的量大到本身也很不舒服，但就是難以停止。他偷藏了不少食物在房裡，很怕媽媽發現。情緒極度不安時，他可以狼吞虎嚥，恨不得有四隻手可以拿東西，有更多張嘴可以吃。

他變得越來越胖，也越來越不想出門。媽媽著急了。母子之間經常口角。媽媽用兄姊的成就及懂事來刺激他，用獨立撫育孩子的勞累來乞求他，永強更是充滿罪惡感，十分厭惡自己。他無法控制不去吃，因為只有吃，還稍堪慰藉。可是繼之而來的悔恨又不停的啃噬著他。

永強在學校輔導老師的協助下，就醫治療。醫師診斷為憂鬱症與嗜食症。

✽嗜食症的診斷標準

A.重複狂食發作。一次發作同時具備下述兩項特徵：

(1)在一段獨立時間內（如任何兩小時內），吃下的食物量絕對多於大多數人在相同時間及類似情境下所能吃的食物量。

(2)在發作之時，感覺對進食行為失去控制（如感受到自己無法停止吃，或無法控制自己吃什麼或吃多少）。

B.狂食的時候出現至少三種下列狀況：

(1)吃得比平常更快。

(2)吃到覺得肚子脹得很不舒服。

(3)即使身體不覺得餓，也吃下大量的食物。

(4)怕被別人看到自己吃下很多東西會困窘，因而躲起來吃。

(5)大吃之後覺得厭惡自己、憂鬱或極度罪惡感。

C.狂食發生時整個人覺得很不舒服。

D.狂食發生的頻率至少每週有一次，且持續三個月以上。

E.嗜食症者在狂食之後，並不會出現不當的規律性代償行為（自我誘導的嘔吐、禁食或過度運動），且並非在厭食症及暴食症的發作過程中。

非典型厭食症患者琴的故事

琴記不起來是從什麼時候開始，她就一直處在嫌惡自己的身材並始終在減肥的狀態。也許與母親有關吧。媽媽很在意家中三個女兒的身材。如果姊姊多吃了些，媽媽就會要求她們控制一下，有時還絮絮叨叨地舉別人家的美麗女兒來刺激她們。媽媽自己也長期在減肥，嘗試過各種減肥法。但是畢竟已進入中老年，媽媽的身材與鄰家的歐巴桑並無太大的差別。琴也記得聽過父親諷刺媽媽的身材。也許媽媽把希望寄託在女兒身上，希望她們能替她掙面子。也許媽媽認為身材瘦一點，看起來美一點，女兒們可以嫁得更好也說不定。總之，琴總是在與朋友比較身材。走在街上，她也習慣性的在心裡把路人品頭論足一番。如果今天遇到的人都比自己胖，她就很得意；如果一起坐電梯的人有一個人比她瘦，琴就馬上心情低落。其實大家都覺得琴根本不用減肥，但是她就是不喜歡自己的身材。

琴並不喜歡與朋友一起用餐，如果一定要的話，她有一些方法來避免吃太多。例如：她會把東西切得小一點，以延長進食時間，使得吃太少這件事不致變成話題；或把食物嚼一嚼，再含在嘴裡，利用擦嘴巴時，悄悄吐掉。琴對於自己的身材或吃東西的壓力都覺得難以忍受。

✽其他特定的餵食和飲食障礙症之診斷標準

A. **非典型厭食症**：患者符合厭食症的診斷條件，但是並沒有顯著的體重降低，也就是說其體重在正常範圍內或者高於正常。

B. **低閾值暴食症**：頻率低或時間短、患者符合暴食症的診斷條件，但是狂食及不當補償行為次數少於每週一次，或者時間少於三個月。

C. **低閾值嗜食症**：頻率低或時間短、患者符合嗜食症的診斷條件，但是狂食次數少於每週一次，或者時間少於三個月。

D. **催吐障礙**：重複性的催吐以影響體重或身材，但是沒有狂食的情形。

E. **夜間攝食症候群**：重複性的夜間攝食，其表現為半夜睡覺醒來就吃或晚餐後繼續吃過量的食物（夜間攝食量為整日攝取量的百分之二十五以上）。患者本身十分清楚自己吃的狀況，因為並非處在意識不清或睡眠狀態。這種夜間攝食的狀況並不能由其他外力解釋，例如並非由於睡眠周期改變或社交因素所致。其夜間攝食伴隨著明顯的挫折感或機能減弱。此狀況不能以嗜食症、其他精神疾病、藥物濫用或成癮、生理疾病或藥物副作用來解釋。患者大部分的熱量攝取來自夜間，形成白天吃得少、夜間進食多的現象。但夜間攝食的量小於暴食或嗜食者。

希望以上的問卷、故事及診斷標準可以幫助你約略知道自己是障礙性飲食，還是有罹患飲食障礙症的可能。你心裡也許惴惴不安，也許徬徨恐懼，更有無數的疑問。你一定要請教專門人員。在這裡，只是先幫助你建立一些基本的認識而已。

為什麼是我？

如果你認為自己可能罹患了飲食障礙症，接下去你應該會想知道「為什麼？」。但是懷著難以承受的祕密，加上日漸形銷骨毀的身軀，有時候連一句「為什麼」都問不出口。彷彿一出口，就是在替自己「意志力薄弱」找藉口。

不但社會大眾以為如此，更不幸的是，也許你本身也如此責難自己。不過有另一部分的人並沒有病識感。他們不但不問為什麼，反而緊緊擁抱著異於常人的飲食型態。尤有甚者，部分患者更沾沾自喜於擁有這種操控體重的異能，拒絕做任何改變。使得身邊的親友不禁要問：「為什麼她（他）這樣病態？」

在探討「為什麼」以前，你要以更開放的態度來看看目前飲食障礙症的研究結果。

◆發生率與盛行率

其實飲食障礙症的發生率（意指某一特定時間裡有多少新病例發生）與盛行率（在某個特定人口裡，每十萬人中罹患此症的比例）是很難估計的，許多報告的差異也很大。一些病患不了解此症，加上與症狀相伴隨的羞恥感，使得他們並未就醫或不願曝光。也有一部分患者根本不知道自己有問題或是不願承認這是一種疾病，使得這些數字經常被低估。但有一個很大的共同點是：不管發生率或盛行率的數目為何，都是一年比一年高。而且增加的速度十分驚人。而且這種增加的情形在每一種族、文化或國家皆然。換言之，這是一種全球化的現象。臺灣也是如此。

✻厭食症

《精神疾病診斷準則手冊》中指出厭食症的盛行率在十萬名女性中約有五百人罹患此病。男性則為女性的十分之一。不同的研究，因不同的取樣標準，其差異也不小。另一個常被引用的報告是梅約診所（Mayo Clinic in Minnesota）長達五十年的追蹤，厭食症的盛行率在每十萬女性人口中有三百零六人，在十萬男性人口中則有二十二人。梅約診所的研究也發現，厭食症的發生率（新病例）在一九五〇～一九八四年間，每五年就增加百分之三十五，但現在厭食症的發生率已漸趨穩定。未來的發展還是很值得注意的。一般認為厭食症的發生與文化的關聯較小。不過，厭食症是所有精神病中死亡率最高的。

✻暴食症

暴食症的發生率與盛行率比厭食症高出許多。此症在一九七〇年後增加速度更是驚人。暴食症的盛行率，在女性人口中佔百分之一至三，男性則為女性的十分之一。總括來說，不同的盛行率研究報告約指出，百分之一至七的人有暴食症。如果以這個數據粗估，則在臺灣會有至少二十五萬的暴食症患者。但究竟國內的飲食障礙人口有多少？根據臺大醫院曾美智醫師在二〇〇七年發表，於二〇〇三年間針對臺灣十二所高中女學生（一二五一名）及舞蹈班學生（六五五名），以問卷加上精神科醫師面談的兩階段篩檢研究報告指出，一般高中女生的厭食、暴食及非典型飲食障礙症的發生率分別為：百分之零點一、百分之一及百分之零點七；而舞蹈班的學生其厭食、暴食及非典型飲食障礙症的發生率則分別為：百分之零點七、百分之二點五與百分之四點八[5]。除了厭食症的患者沒有西方國家多以外，暴食症則已並駕齊驅。同時也可以看出來，飲食障礙症在某些特定需要注重體態的族群，如舞蹈班學生，其發生率更高。這已是數年前的資料，多數的精神科醫師認為，近年來臺灣的飲食障礙患者仍繼續增加當中。

這些流行病學研究中最值得深思的是，與厭食症比起來，暴食症的發生與整個社會文化發展更是息息相關。例如：暴食症在都市的發生率是鄉村的三～五倍，說明都市文化應該占有相當的影響力。許多文獻也經常爭議，這究竟是文化因素還是生理因素所引起的？但實際上，如果只專注在這兩個極端，而忽略了這兩者間相互作用而誘發出的行為模式，容易失之偏頗，乃至於見樹不見林。

✻嗜食症及其他飲食障礙疾病

嗜食症及其他飲食障礙疾病的發生率與盛行率更難以估計。文獻上所記錄的從百分之零點七至百分之十三皆有。與厭食症及暴食症不同的是，嗜食症的發生，男女的比率約為六比四。不像前兩者皆以女性為主。

在這裡要強調的是，不要光從字面上就給自己或別人貼標籤。無論厭食症、暴食症或嗜食症，都不只是大吃特吃或不吃不喝而已，均須伴有前兩個章節所述的失控狀況及其他的心理現象。因此千萬不要以為這類疾病等同過胖或太瘦。

◆飲食障礙症的可能病因

❇基因模式

北卡羅萊納大學教授布立克做了一個有趣的比喻。她說，基因的因素之於飲食障礙症，有如將槍枝上了膛；而環境及文化因素則扣下了扳機，結果厭食症、暴食症或嗜食症於焉爆發了。換句話說，沒有上膛的槍隻，或沒有扣下扳機，事情就不會發生。當然了，在同樣的社會裡，同樣的文化薰陶下，卻只有一部分人罹病，人們會聯想到基因遺傳是很合理的懷疑。但我們很可能馬上會問：如果基因是原因之一，那為什麼以前飲食障礙症很少，而現在發生率一直上揚？一個家庭裡有多人得到飲食障礙症，就可以說是與遺傳有關嗎？如果真的是遺傳，請問是哪一段基因出了問題？現在找到了嗎？

目前關於基因如何在飲食障礙症裡運作，有幾個可能的假說。第一是：基因是唯一的可能。這個病就是基因引起的，別無其他。第二是：基因因素使得某些人對社會文化傳遞來的訊息有不同的解讀與做法，因為基因不同，使得個人的敏感度不一。例如甲乙兩人均受到社群影響，曾經嚴格節食或催吐，但甲（正常人）覺得這樣做非常不舒服；而乙（罹病者）卻覺得這樣做會讓他得到情緒上的舒緩，因而在某些程度上便強化了他更想這樣做的意念，終致無法停止這種行為。兩個人均受社會影響而想要瘦下來，但因為基因之故，結果卻大相逕庭。第三種解釋是：因著基因的影響，在人類的歷史上，本來就有拒食、暴食、催吐等問題存在。但時至今日，我們用現今的社會價值去評斷、去貼標籤。換句話說，我們也許是對同一個事件換了一種新的說法，一個新的故事於焉形成。我們若以這個模型來說明的話，那就是：這些飲食障礙症原來就存在，但沒有一個名稱來歸類。而現代的審美觀，則提供了一個解釋，使問題更為凸顯出來而已。如果今天媒體傳遞的是另一迴然不同的身體價值，那麼這些病人也許不會被解釋為怕胖或愛美，而使用不同於厭食、暴食等病名了。

是否真的如此還有待各方的努力才會有結論。不過目前一些關於基因的研究已顯示，這的確是值得我們繼續努力的方向。有一些研究朝向家族裡群聚發生飲食障礙症者，尋找其基因的相關性。有些研究則做雙胞胎患者的研究。雙胞胎的研究既可朝同卵、異卵雙胞胎找線索；同時又可朝環境因素找線索，實在是相當好的研究對象。有些研究顯示雙胞胎之一若有厭食或暴食，則另一名雙胞胎手足也罹患相同病症的機率，同卵雙胞胎要比異卵雙胞胎來得高。這個現象也代表基因因素可能占有一席重要之地。近來另有一些研究則朝領養子女、原生家庭手足，與親生子女間罹病狀態找線索。雖然這些研究未能提出一個確定的答案，而且研究地點也偏在歐洲，但是整體而言，基因因素是不能否認的。

也有越來越多的報告顯示影響胃口的基因與影響情緒的基因應該有密切相關性：例如控制產生血清素（Serotonergic System）的基因，和控制產生多巴胺（Dopaminergic System）的基因。這說明了基因對飲食障礙的影響也許不是直接的，而是先影響一些其他機能，進而間接使得食慾與進食方式跟著改變。飲食障礙患者經常有雙重診斷（dual diagnosis），例如合併憂鬱症、焦慮症或強迫症等等，多少也闡釋了這個可能性。

目前這些飲食障礙的基因研究仍混沌未明，但已有曙光乍現。不過對於普羅大眾而言，無論基因到底是不是唯一的病因，或只是眾多病因之一，並非此刻的重點。因為這些遺傳學研究，距離提供治療方針還有一段路程。

因此，討論基因因素的影響，旨在提醒我們要對病患更有包容心、同情心與耐心；切勿把飲食障礙症僅視為個人意志力薄弱或人生價值扭曲而已。因為其中非常可能有由基因掌控的、令人無可奈何的生理變化在其中運作。

✻環境模式

假使上述基因因素屬實，對每個病患而言，那就是一個無可奈何的既定事實，因為目前的醫學是無法改變遺傳基因的。因此倘若環境因素可以改變飲食障礙症的病情，或能加以預防，這個意義將是非常重大的。因為畢竟這還可能在我們的能力範圍內。換句話說，無論每個人罹病的敏感度為何，無論基因影響力為何，如果環境可以不做扣下扳機的劊子手，會不會使事件有所轉圜呢？

有一個著名的研究是由哈佛的人類學家貝克（Anne E. Becker）博士主導。她發現在南太平洋上的斐濟，自一九九五年開始有了電視之後，傳統審美標準的粗腰肥臀逐漸被西方的纖細模特兒體態取代了。貝克博士發現，在三年後（1998），百分之十五的斐濟中學女生會以誘發嘔吐來控制體重，相較於一九九五年的百分之三高出許多。看電視次數越多的女生，越覺得自己過胖。沒有電視的時代幾乎沒有人討論卡路里，有了電視以後，有百分之六十九的斐濟女人承認她們曾經減肥或正在減肥中。這些現象當然非「電視」之罪，而是藉著電視，西方世界向他們傳遞了與斐濟傳統文化衝突的價值。而這種價值觀的混淆，極可能使某些人在面對己身難以處理的心理問題時，化身成為解決問題的尚方寶劍。換言之，電視內容提供了一個解決難題的可能性——去瘦下來！——這個答案在斐濟的歷史中不曾有過。

從斐濟人的例子中，我們可以領會到，入侵的社會價值的確衝擊著斐濟人的自信心。而且直接使得斐濟人的飲食障礙症盛行率呈現跳躍式的成長，這充分說明環境因素的重要。

那我們呢？環境怎麼影響我們呢？

我想沒有人會否認，現在的社會認為瘦一點比較美吧！如果不是這樣，減肥這一行又怎麼會如此紅遍半邊天呢？有一些研究甚至說，有些女人認為死還比胖好些。

君不見對過重者的批評常與懶惰（很可能無法勝任一些工作）、好吃（意味著缺乏自制力）、缺乏吸引力（嫁不出去或娶不到老婆）、自甘墮落（不肯減重），甚至與短命緊緊相連。有些明星得意洋洋的向社會宣告怎麼做才會和他們一般瘦；有些明星在被媒體拍到體重上升的照片時，竟羞愧不已，而許多民眾也隨之幸災樂禍，彷彿自己打敗一個對手。到書店走一回更會發現，教人減肥的書往往是在暢銷書之列，而且數量之多絕不亞於文學作品。在西方國家，明星與模特兒罹患飲食障礙症或死於厭食症時有所聞。

這些事實再再告訴我們，來自社會的重大訊息是——你的身材如何，比你是一個什麼樣的人還要重要。對某些人來說，這個訊息衍生而來的是：「瘦」是唯一的「好」，更是唯一的「對」。如果我不夠瘦，就代表我很差勁、很糟糕。這裡的「某些人」（亦即基因），就可能因為深信這個社會價值並把它當成自己唯一且至上的圭臬，而發生了飲食障礙症，因為扳機（亦即環境）已經扣下了。

有些人因這種社會價值，而把自己貶得一無是處；只有瘦、再瘦、更瘦，才能證明自己存在的意義。有些人甚至已經對自己的身材產生了認知上的扭曲。他們即使已經瘦得皮包骨，還是覺得不夠瘦。如果一穿不下最小號的褲子，就覺得全世界都在嘲笑他胖。自己看到鏡中的人與別人看到的他好像是完全不一樣的。別人再怎麼告訴他，他有多瘦，都沒有用。環境對某些人是可能產生一種巨大到近乎不可思議的影響。

你也不妨靜下心來想想，你是不是也有這樣的「信仰」？這有沒有稍稍回答了你「為什麼是我」的疑問呢？

✻心理模式

也有一些心理學家歸納飲食障礙症患者的各項資料而有不同的解讀，提出了心理模式來解釋。他們發現許多飲食障礙患者視節食或禁食為一種自我成就，堅持到底不放棄。不放棄的原因與中世紀時代某些聖者在追求成道時，以禁食彰顯決心的表現有些類似。他們竭力的用「控制飲食」來治療自己的問題。這個模式說明這些行為是源自於「心」，是一種理念的宣示。心理模式認為若以為患者只是對外表的迷思就太淺薄了。因此瑞福博士提出他所觀察的飲食障礙患者的七個常見的「故事背景」。[2]

1. **有單一但重大的心理創傷**。這個創傷導致巨大的痛楚，使得那個人不知如何表達和處理，其結果是藉著聚焦在身體、食物與外表來解決，以逃避此劇痛。例如：親人的死亡、父母離異，甚至搬家離開好朋友等等。

2. **連續兩三年不停有接踵而至的壓力或痛苦**。例如：剛離家的大學新鮮人，在發生第一次性關係之後失戀了，而母親又在此時病故了。太多的變故在一段時間裡一起襲來，就用異常飲食行為來處理痛苦。

3. **處於長時間的痛苦中**。例如成長在父親酗酒的失序家庭裡，或長時間被丈夫暴力相向的婦女。其壓力與創痛已無力再負荷；藉著控制食慾，下意識的來表示自己對周遭仍有控制能力。

4. **與情緒性疾病**（mood disorder）**一起發生**。當憂鬱症或躁鬱症等情緒性疾病發生初始，病人並不明白自己的情緒究竟怎麼了。往往在一段時間後，才由醫師或心理治療師或病人本身發覺，其實飲食障礙症發生的同時就已經是情緒性疾病發作的開端了。原因是，患者在發生問題的當下，因無法處理情緒的巨變，轉而用問題飲食行為來處理。就好比有人轉而求助藥物或酒精一樣。

5.從小就屬於心思非常敏感型的人。有一部分飲食障礙患者是眾人口中的「完美主義」者。他們往往也不負眾望的表現優異，看起來應該是最不可能有麻煩的人。他們盡力滿足所有人期待，從不想讓別人失望。但終有力有未逮之時，他們於是抓住自己最有把握的事──吃──來告訴自己，尚有一事一定不用擔心會失敗。因為「吃」之事，應該是完全操之在我呀！

6.一直處在有強烈控制慾者身邊。有些飲食障礙患者的身邊一直有控制慾很強的人，有時是父母，有時是配偶。患者潛意識裡可能有極欲掙脫的念頭，但並不真正明白問題所在，更遑論有能力去面對那些控制狂。於是靠著用控制飲食來與之拮抗，一方面也表示自己還有控制事物的能力。

7.處於一個情緒無法適當表達或疏通的環境。部分的飲食障礙症患者身邊的人，對患者的情緒總是予以否定或批評。例如時常說：你很無禮，或你不可以生氣、你不應該哭等等。使得患者只能壓抑，無法適時適切地表達感情，此時患者就會尋找一個替代品來做為情緒出口。例如：飲酒、吸毒、自傷，或飲食障礙。

基於上述七個常見心理模式，飲食障礙患者或因情緒痛苦甚劇無能紓解，或因從小就壓抑情緒的抒發，不會自我紓解，或因自身有未明的情緒性疾病等等心理問題，最後他們使用最容易找到又最合乎現代社會標準的武器——「食物」，來表現自己的控制力。也可以說，他們選擇了另一種病——「飲食障礙症」——去對付原有的心理問題。

絕大部分的飲食障礙患者都同時有其他診斷。換言之，很少人只單單有飲食障礙症一種病，往往合併其他疾病，如憂鬱症、焦慮症等等。美國亞利桑那州的著名飲食障礙長期療癒中心Remuda Ranch甚至說，他們從未見過僅有飲食障礙症單一診斷者。這提醒我們飲食障礙症的複雜性。當考慮其病因時，千萬不可拘泥於某一模式，而要有綜合性思考。每一個模式都要細細思量，才能提出整體性的治療計畫。

所以，為什麼是你？

上述流行病學研究以及飲食障礙症發生的可能模式，都是一個概略性的了解，並無法針對你個人馬上找出「為什麼是我」的專一答案。重點是，基於以上所言可以明白，你現在所面臨的問題，並不單純；但是世界上與你面臨相同困難的人，也非常多。你毋須終日惶惶不知如何是好，認為自己是唯一的一隻困獸。好好的尋找專業協助，以獲取更多正確知識，是通向復原的不二法門。

誰能幫助我？

剛開始聽說飲食障礙症時的情緒反應有千百種，你任何的反應都不是唯一的。種種的不解、不安、恐懼、抗拒、焦慮、懷疑、否認，甚至絕望，都是常見而且可以理解的。若是只有你本身發現自己極可能患有飲食障礙症，可以與師長、父母討論如何尋求幫助，或開始多方蒐集資料，並尋覓專業人員協助。萬萬不可僅憑自我核對診斷條件，就自行診斷。尤其切忌輕信網路上的治療偏方。

因為如果某一種疾病的病因與治療方法十分確定，眾人便毋須擔心走偏。縱然使用一些偏方，也不致離題太遠。相反的，如果疾病本身仍有不明之處，則可能因瞎子摸象，一開始就產生偏頗，遑論尋找正確的幫助。不明的網路資料往往藉著民眾的一知半解而大行其道，極可能使你的復原道路更加坎坷。

之所以一定要由正確的人員、用正確的方法來治療，是因為我們的社會普遍對飲食障礙症缺乏了解。即使一般醫護人員也不例外。不熟悉飲食障礙症的人，難免會以為厭食的話就以強迫進食或灌食來解決。當然這在極度瘦弱可能危及生命的情況下，的確是必要的手段，但並無法解決根本問題。也有醫護人員不停以威脅利誘等等方法來強迫病患改變飲食型態。這些鋸箭療法都是見樹不見林，長期而言，失敗的機會很大。

雖然目前對於飲食障礙症的病因與治療還未完全了解，但畢竟也摸索了數十年；尤其近幾年西方醫學對於飲食障礙症相當重視，所投入的研究，更是相當龐大。據此，我們可以理出一些具有研究根據、比較有共識的治療方法，提供參考。你可以經由向下列人士或團體諮詢開始。

◆精神科醫師（提供評估、診斷、心理諮商、藥物治療、住院治療）

精神科醫師受過飲食障礙症的診斷訓練，對這種疾病有通盤的了解；對於是否合併其他相關疾病，也有能力判別。如果你與熟悉的家庭醫師談論比較自在的話，不妨在與他們先談過以後，再行轉介精神科醫師。

一般而言，精神科醫師除了評估診斷外，他們也處方藥物。也有部分精神科醫師做心理治療。不過，精神科醫師過於忙碌，無暇與病人一一詳細談話，所以他們往往與心理治療師形成團隊，分工合作，也可以互相討論並交流對病患的治療策略。

目前飲食障礙症並無專一性藥物治療。但是因為飲食障礙症經常合併發生其他精神疾病，例如：憂鬱症、焦慮症等，所以也有許多病人必須服用藥物。因此定期看精神科醫師是必要的。

不過，如果你的精神科醫師只處方藥物，而不與你深入談話，也不告訴你哪裡可以得到正確的訊息及支持的話，那他也許不太適合。飲食障礙症的治療應該是一個團隊——精神科醫師、心理治療師、營養師、支持團體等等共同合作才對。一位好醫師會在使用藥物之前與你討論藥物的目的與利弊，他應該說明使用藥物是為了你的情緒，還是為了你的焦慮；照顧你的腸胃，還是因飲食障礙症而引發的合併症等等。

找到一位好的精神科醫師，是最好的開始。

◆心理治療師（提供心理諮商）

長遠來說，心理治療師將陪伴飲食障礙症的人走最久的路。因為要找出病因，扭轉錯誤的認知，建立與食物的美好關係，絕非短期可見效的。過程中好好壞壞，跌跌撞撞，經歷數年、數十年，甚至終生，都有可能。所以找到一位好的心理治療師是很重要的。

怎麼樣才叫做好的心理治療師呢？學有專精是基本條件。但是僅有豐富的知識是無法成為好治療師的，更重要的是要有一顆願意傾聽及真誠的心。大多數的心理學家都同意，真正好的治療決定於治療師與患者間有沒有真誠的信任。有些患者在幾次治療後不但沒有好轉，反而更受傷害。原因常常是治療師一味的將自己的價值強加於患者身上，而忽略病患本身的背景、價值觀與心理問題的來源。

國外有許多飲食障礙症協會，對於心理治療師能否成為專業的飲食障礙症治療師有特殊的訓練課程及認證，所以病患可以從協會取得參考名單。臺灣目前並沒有這類的特殊認證，因此詢問醫學中心的精神科或各縣市的心理師公會，是目前比較可行的方法。也可以由你的精神科醫師處獲得推薦。

不過，這些建議都只是參考，心理治療是否有效的因素很多。治療師的能力、年紀、經驗、性別、個性，都會造成影響。許多年輕的女患者不喜歡男性治療師，有的則剛好相反；有的覺得年紀大一點的治療師，好像多了一個媽媽來管，很難接受。這些你都必須自己去了解。

但是，不管是什麼樣的治療師，如果你不敞開心胸面對自己的問題，總是避而不答，躲躲閃閃，那麼再厲害的心理治療師，恐怕也只能豎白旗了。

尋找心理治療師這件事，在臺灣比在西方國家困難。因為我們的文化一向不諳此道。但是拜網路之賜，世界已大為相同。心理治療這個源自於西方的產物，也將逐漸進入我們的生活中，解決那些原來我們文化裡少見、但未來一定會日漸增多的問題。

◆營養師（專精於飲食障礙症的營養諮詢）

雖然飲食障礙症的源頭是「心」，而非「吃」的本身，但是治療中經常需要營養師的參與，而且還必須是專長於飲食障礙症的營養師。原因是：(1)有些患者已經嚴重到營養不良，必須強制進食的程度；(2)所有患者均需定期的營養狀態評估；(3)提供對食物的正確觀念以及制定飲食計畫。

營養師也需加入團隊，深入了解病人的心理狀態，因為有太多不正確的概念必須糾正，而要病患認同新的觀念，絕非一朝一夕可以達到的。這些觀念包括：均衡飲食的重要，營養不良的後果，極度飢餓後再進食時身體的反應，身體代謝速率在飲食行為異常時的變化，如何辨識「生理性」飢餓與「心因性」飢餓等等。

長期的異常飲食行為也會使得病患失去飢餓與飽足的感覺，導致病人因害怕無法控制食量而出糗，因此無法參與一些提供食物的社交活動。這些問題也都有賴營養師指導。

在病情還未好轉前又該如何補充維生素及其他保健食品，也是很重要的。所以在治療飲食障礙症時，營養師是不可缺少的一環。

◆支持團體

病人自發性成立的病友團體也會產生治療的功效。與團體心理治療不同處在於，支持團體著重在心情分享、痊癒者的見證鼓勵、彼此間的互相加油，帶領者不一定是治療師，但也須對飲食障礙症有一定程度的了解，更重要的是要有幫助病患的熱忱。每一位參與者要緊守基本條件——不可以洩漏別人的疾病與隱私，如此一來這個支持團體才會成為病患的安全園地。

在美國，飲食障礙症患者最具規模的支持團體應該是飲食障礙匿名支持團體（Eating Disorders Anonymous, EDA）。他們的宗旨在於互相幫助，而且傳遞「一定會痊癒」的信念。他們強調，來到ＥＤＡ是來找解決之道，而非聚焦在問題上，因而進入這個團體感受到的是成功治癒的希望。有些病患一開始並不知道如何面對自己的問題以及如何求助，那麼支持團體會是一個好的資料來源。無論是不是正在接受醫療，參加這樣的團體都會有幫助的。

但是選擇支持團體要很小心。臺灣在現階段，病友支持團體很少，因此，還是加入由醫院主辦的團體，比較不會接收到錯誤的訊息。網路上傳遞的消息有時使情況更糟，一定要謹慎判斷。

我需要什麼樣的幫助呢？

前面所介紹的精神科醫師、心理治療師、營養師及支持團體將以什麼方式來幫助你呢？你也許惴惴不安著。這也不奇怪，因為這些治療與你熟悉的打針、吃藥有很大的不同。這些幫助包括：

◆個別心理治療

心理治療的目的有三：首先是探討患者的心理狀態以及此心理狀態與飲食障礙症發生的關聯性，接著再打破兩者之間的相關性。其次是協助病人捨棄使用食物、運用健康的方法去處理心理問題。最後是協助患者建立自信，終能自助助人。

以下介紹四種目前治療師比較常用而且效果也較佳的心理治療方法。不過大部分的治療師並不侷限於只使用某一種，還是要依照病患的情形及治療師的訓練背景而定。

✻認知行為治療法

認知行為治療法（Cognitive Behavioral Therapy, CBT）一向被認為是飲食障礙症的標準心理治療法。治療師先與病患仔細溝通討論以後，針對其認知不恰當的地方，加以解釋與討論。然後希望藉由病患與治療師間信任的關係，讓病患願意改變原先的錯誤認知，進而改變行為。這些錯誤的認知包括：瘦才是美、瘦才有人喜歡我、不吃或吃得極少就會瘦、萬一失控吃多了就催吐、控制住胃口我才有價值等等。經由談話討論，病患首先要產生「願意改變」的心態，繼而願意重新看待自己的情緒與處理方式的錯誤連結，然後再逐一討論與改正。

認知行為治療法由病患錯誤的認知著手，由治療師教導正確的理念，希望在病患衝動行為發生前，能使用新的認知與行動去面對。同時倘若病人接受指導後，情緒與行為都好轉，則其正向加強效果將使治療更為有效。

✻自我接納與承諾實踐（力行）療法

自我接納與承諾實踐（力行）療法（Acceptance and Commitment Therapy, ACT）的理論認為，心理上的折磨來自於「逃避」不喜歡的情緒；短期的逃避也許可以紓解一下痛苦，長期下來，只是在原有的痛苦上加添新的問題，酗酒者就是最好的例子。再以暴食者為例，患

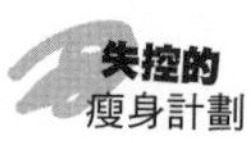

者以「吃」去麻痺不想面對的情緒，當下似乎得到紓解了，但繼之而來的羞恥感，只好用催吐來處理，接著卻又生成自卑與自責。所有的痛苦沒有改變，反而生出更多問題。ACT於是強調「接受」與「改變」，絕不逃避。

因為厭食與暴食這一類的行為，往往是缺乏對痛苦、煩惱、不安等情緒的處理技巧時所產生的自毀性舉動，所以協助病患站在一個接納自己的角度，秉持中立，不評斷自己行為，將可以幫助病患安全的將痛苦的經驗浮現出來，不會因害怕或羞恥反而使痛苦的情緒更被壓抑。一旦痛苦的情緒與思維浮出表面，才有可能使病患與治療師都有機會正視這些情緒。這些有毒的情緒就像做錯事的小孩，只有在安全的環境裡輕輕的安慰他們，才能取得他們的信任，才有機會知道他們想些什麼、做些什麼、為什麼要這樣做，以及如何改進等等。然後所有的失敗與錯誤才能成為智慧。

ACT有六個主要的部分：⑴找出個人的價值；⑵覺察當下；⑶與想法脫鉤：你不等同於你的想法；⑷接納；⑸廣大的自我：你比你的感覺和想法還要大；⑹行動。

多數的患者不知自己存在的價值是什麼，以至於完全沒有想要面對疾病的動機。因此ACT的首要之務是與病人一起尋找病人的價值感。接著治療師將協助他們在情緒襲來之際學會「喊停」（a mindful pause）——在第一時間問自己：「我現在到底感覺到什麼？」「我現在到底在想什麼？」換言之，幫助他們捕捉自己的情緒，然後接受自己的情緒，進而原諒自己、安慰自己，然後建立起病識感。藉由「不逃避」情緒，到檢視自己的認知。例如：病人了解到自己擔心被別人拒絕的情緒是來自於過去的痛苦經驗，並非他的錯。他先接受自己的情緒及表現，然後鼓勵自己改變。病人捕捉情緒後，進一步學習到什麼是誘發因子，也了解到異常的飲食行為如何自以為是的扮演救火員的角色，更重要的是去了解這個不稱職的救火員是如何的火上加油。

例如有一位暴食症患者，人際關係的挫敗是他的痛苦來源而不自知，舉凡他感受到別人的拒絕時（不一定是事實，他人的一個眼神或一句話都可能被患者解讀成拒絕或排斥），暴食與催吐就好像按下開關一樣的自動發生了。ＡＣＴ治療師協助病患捕捉當時的情緒，並接受自己的情緒，進而發現這種情緒是一種被拋棄的感受，被拋棄的感覺使患者認為自己的存在沒有價值。為了去除這種難以言之的情緒，異常的飲食行為於是成為他的出口。久而久之，情緒反應與異常飲食行為的連結就變成像開關一樣迅速。

ＡＣＴ療法強調接納情緒反應，然後覺察當下（mindfulness，或譯正念），學習面對，如此一來就會拆除這些原來隱而未現卻又令人痛苦不堪的情緒火藥引信，以良好的思維及行為模式取代。例如：在某些情況下，當病患產生厭惡自己的情緒時，轉而自責又醜又胖，此時「禁食」這個開關自動打開幫忙，並會暫時產生「我控制住了」的假象。治療時，治療師可以與病人一起站在鏡子前面去感受鏡中人。當病患說「我很胖」的時候，並非告訴他「瞧！哪裡有胖？」而是讓病患了解，其實是「心裡有一個想法認為自己很胖」。這個想法來自於厭惡自己的情緒。這個情緒像個孩子，你要接納他，與他一起改變。當病人學習對自己說出「我注意到我有一個『我很胖』的想法在心中形成了，這其實是來自於我的思維與情緒，而非來自於事實」，並了解「自己」比情緒與思維還要大。此時，病人比較可以從原來偏執的思維裡被釋放出來。

然後從這裡開始，病患與治療師將繼續找尋失落的個體價值。因為病患偏差的「自我貶抑」價值觀是與其痛苦的情緒思維並存的，所以ACT療法幫助病人從「逃避痛苦」，也就是利用異常的飲食行為掩藏情緒，改變成「找出自我價值」。這個自我價值將正向加強病患的自我意識，也因此會加強想要脫離異常飲食行為掌控的意念。

✻對立整合行為治療法

對立整合行為治療法（Dialectical Behavioral Therapy, DBT）在華人世界裡多半翻譯為「辯證式行為治療法」，但以其原意來看，若譯為「對立整合行為治療法」也許更為貼切。

Dialectical是一個複雜的概念，認為完全不同的對立面可以同時存在，然後將之整合起來。也就是說在任何情況下都去衡量不同的觀點，然後找出一個平衡點，好去接受事情的本然。這是ＤＢＴ治療師的理論基礎：在「接納」與「改變」中尋求一個平衡點，達到成功的治療。因此ＤＢＴ治療師不同於一般認知治療師會想要告知病人認知上或理解上的錯誤，ＤＢＴ治療師則全面接納患者的情緒反應，同時認可病人有能力做出行為上的改變。將東方哲學傾向的「接納」與西方哲學傾向的「改變」合而為一。

ＤＢＴ原是設計來協助持續有自殺意念的病人，後來又發現用於處理邊緣人格障礙症病患（borderline personality disorder）的治療相當有效，不過ＤＢＴ裡的技巧卻也可以應用在許多方面，包括飲食障礙症。標準的ＤＢＴ經常包括三部分：個別治療、團體技巧指導與電話指導。個別治療每週一次，每次一至一個半小時。團體技巧指導每週一次，每次兩小時。一個完整的ＤＢＴ療程，每週約需三至三個半小時，長達一年。治療師亦可在兩次諮詢當中接受電話詢問或求救。

ＤＢＴ結合覺察當下和冥想、人際關係處理、情緒教育、增加挫折容忍度等等相當完整的行為治療方針，再加上標靶問題行為處理、個案管理及團體治療等等，以期達到一個統合性心理治療模式。

DBT相當重視一些技巧，例如：如何觀察描述自己當下的感受，指導病患如何利用活動轉移注意力，經由撰寫日記或宗教力量來加強信念，或運用一些想像來減壓；也教導放鬆的技巧，以及如何與適當的對象交談以消除令人不適的情緒等等。

DBT因為比較注重解決技巧，所以治療師會接受電話詢問或求救，這對每天要面對食物的飲食障礙症患者是很大的支持系統。另一方面，DBT有許多家庭作業（worksheet），可以幫助引導病人進入一個紮實穩固的治療過程。

簡單來說，飲食障礙症患者有強而有力的負面情緒：如陰鬱感、衝動的自毀性行為、失落感，乃至自殺傾向。DBT引導病人離開這些失控的情緒與行為，懂得如何好好的表達情緒、解決日常生活中的問題、重新與別人產生連結，從而發現值得追求的生活。

✽人際關係心理治療法

人際關係心理治療法（Interpersonal Psychotherapy, IPT）強調人與人之間的互動會影響個體的心理健康。例如，飲食障礙症看起來是病患個人內心的掙扎，但人際關係心理治療法則鼓勵病人探索自己與他人的關係是否才是疾病的源頭。人際關係心理治療法認為負面的人際關係導致負面的情緒，然後才產生異常的飲食行為。這些患者在學習與他人建立良好的關係後，逐漸有自信，對挫折的忍受度也提升了，於是乎可以去除異常的飲食行為。

個別心理治療的方法非常多，上述只是就常見部分簡略說明，使讀者有些概念而已。飲食障礙症的心理治療經常需要頗長的時間，很難立竿見影，醫病雙方都要有耐性。

要強調的是，每位治療師根據自己所學、所經歷的，也會有不同於這裡所談到的治療方法。在國外，也有一些專門治療飲食障礙症的中心，會特別強調某些治療模式，例如：藝術治療、馬術治療，或運用宗教的力量，也有類似戒酒無名會（Alcoholics Anonymous, AA）等組織的存在，名為飲食障礙匿名支持團體（EDA）。這些並非異端，而是大家在一個基本架構下衍生出來不同風貌的模式。

◆團體心理治療

團體心理治療是很重要的。單打獨鬥總是令人心生恐懼，尤其是厭食或暴食，對一般人而言真的很難理解，許多病人寧願選擇躲起來。所以若有一群飲食障礙症患者一起接受治療，不但可以覺得被接納，更可以互相鼓勵。

團體心理治療中所用的方法與個別心理治療一樣，有的團體治療師用CBT，有的用ACT等等不一而足。不同的是，團體心理治療牽涉到參與者之間的互信與互動，帶領的團體治療師必須照顧到每一個參與者。團體的力量能載舟亦能覆舟，有時彼此間也會有批評、喜怒情緒不當發洩，或對別人的話語反應過度，均需團體治療師的帶領，才能化阻力為助力。

◆藥物治療

目前飲食障礙症並無專一性藥物治療。但是因為飲食障礙症者經常與其他精神疾病合併發生，例如：憂鬱症、焦慮症等，所以也有許多病人服用藥物。

藥物使用的目的，並非使厭食的人胃口大開，也不是讓暴食的人吃不下。這些都沒有用，也不可能有幫助。藥物的目的乃在穩定情緒、降低焦慮、減少衝動等等。也有一些研究報告使用某些藥物以增加認知能力，好像也有幫助。不過都有待進一步釐清。

值得注意的是，有一些這類的精神科藥物會影響食慾，可能使得患者體重劇烈變化，反而使患者更畏懼治療。因此使用前宜與精神科醫師多討論，以權衡利弊。

◆飲食營養治療

飲食障礙症治療的最終目的是要把食物與你的情緒及心理癥結分開。話雖如此，對於「代罪羔羊」——食物，也要還它一個清白。就由營養師來告訴你，你對它的誤解有多深。

飲食障礙症者有許多對食物及體重的錯誤認知，因此營養師首先會告訴你正確的概念。例如：卡路里的意義究竟為何？代謝率是什麼？營養不均衡的後果是什麼？理想體重的目的何在？你使盡所有力量，想要達成的「瘦」有可能嗎？有什麼後果呢？

你知道我們身體的自然律嗎？體重也會自動調節。你一直減少攝取，那麼身體就會進入類似休眠的低代謝率狀態，一旦稍事進食，就像溺水者抓住浮木一樣，緊緊的吸取不放，你的吸收率會變得超強。此外，這些低代謝率狀態將影響你的活動力、禦寒力、認知能力、記憶力、血糖、心跳等等。你採用的方法對於你想要瘦的目標，不但無益，還可能背道而馳。

營養師在告訴你正確的知識後，再依照你的認知和你討論。例如：你心中的「安全」食物安全嗎？只吃沙拉有什麼結果？什麼樣的食物組合對身體最有好處？你每天應該要攝取哪些種類的食物，比例又該如何？在你現階段的身體狀況下，需要什麼樣的營養補充劑呢？需不需要維生素呢？有好食物、壞食物之分嗎？

在多次的教導與相互了解後，營養師會與你共同設計一套適合你的「飲食計畫」。當然，飲食障礙症患者很難一下子就完全遵循計畫的。但不積跬步，無以至千里，逐漸的，你會建立起正確的知識，並且自如的運用於每一餐。

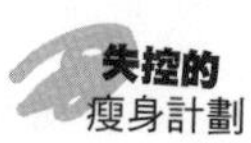

◆家族治療

我們常說罹患飲食障礙症絕不只影響患者本身而已，經常是整個家庭成員均受波及。這並不難想像，畢竟每天都要吃飯，在飯桌上吃得很不自然，父母一定都非常擔憂。更糟糕的是，如果家人沒有以正確的態度面對的話，情況只會更加惡化。惡性循環的結果，往往是一人病，全家病。

家族治療由家族治療師帶領病患，與全部或部分家族成員進行諮商。在過程中，治療師為家人解惑，並協助病患說出心裡真正的感受，當然也讓家人有機會發抒他們的心情。尤其重要的是，治療師會協助雙方了解什麼樣的幫助才具建設性，因為幫倒忙的例子也層出不窮。以下是一個家族治療的個案：

小真上高中後，功課壓力與同儕壓力都變大了。所以當她在吃飯時間仍躲在房間裡時，媽媽並不以為意。接著，小真日漸消瘦，只吃一點點青菜，肉或飯是不碰的。這下媽媽可緊張了。她煮了各式各樣的補品，強迫小真吃。雙方經常在飯桌上僵持。每回吃飯都弄得緊張兮兮，這下家裡也沒有人覺得吃東西是快樂的事了。小真越來越不對勁，功課退步，不再喜歡上學，朋友往來也減少，最後經期也停了。家人硬拉著她就醫，得到「疑似厭食症」的診斷。

於是在愛子心切下，爸媽先以道德勸說——身體髮膚受之父母，不敢毀傷，孝之始也——不停的曉以大義。小真不知如何是好，覺得自己非常罪過。一段時間後，小真有了另一種症狀，她背著家人吃掉數量龐大的食物，然後再吐出來。同一個屋簷下，這樣的舉動終究曝光了。這下，媽媽把食物櫃、冰箱皆上鎖。全家人的生活全繞著食物打轉。每個人都像生活在監獄裡。

家族治療師介入之後，小真在協助下，終於有勇氣告訴父母，她最需要的是安慰與鼓勵。在她還沒有好以前，言詞上的刺激或強迫性的進食等都只會把她推得更遠。對於父母的擔憂，小真表達了她真摯的道歉，並保證願意盡力去做治療，但也希望父母了解她一時之間做不到的難處。對於父母親的憂慮與痛苦，家族治療師除了予以安慰之外，還建議他們參加父母支持團體，與其他父母交流經驗並彼此支持。

對於小真的兄妹，家族治療師也讓他們表達自己的感受。其實兄弟姊妹所受的影響也很深，例如小真的妹妹就不能理解，為什麼姊姊一人獨得父母的關注，好像這個家沒有別人存在一樣。在幾次會談後，家人對於彼此的痛苦與需求都有了進一步的了解，也知道小真真正需要的幫助是什麼。

事實上，家族治療在飲食障礙症的治療上是非常重要的。因為許多時候家族治療不僅是提供管道，讓家人知道如何幫助病患而已，更要緊的是，有時「家庭」本身就是病人罹患此症的真正原因。有些飲食障礙症患者就是被家庭成員虐待的受害者，受虐的陰影沒有去除，病人根本不可能好起來。家族治療的重要性不言而明。

◆內科住院治療

有一些病患因為下列原因必須強迫住院治療，以免發生危險。以下是美國小兒科醫學會的建議：

● 厭食症患者：⑴體重低於理想體重的百分之七十五，或是已經努力照顧之下，體重還是持續下降者；⑵完全拒食者；⑶體脂肪低於百分之十；⑷心跳速率在白天低於每分鐘五十下，夜裡低於四十五下者；⑸血壓收縮壓低於九十毫米汞柱；⑹躺下與起身時脈搏速率相差二十下或血壓相差十毫米汞柱者；⑺體溫低於華氏九十六度，或低於攝氏三十五．五度者；(8)心律不整者。

● 暴食症患者：(1)暈厥；(2)血鉀濃度低於3.2mmol/L；(3)血中氯離子濃度低於88 mmol/L；(4)食道裂傷；(5)心律不整；(6)有自殺傾向；(7)無法遏抑的劇嘔；(8)吐血；(9)門診治療無效者。

其實飲食障礙症是精神心理問題中死亡率最高的，尤其是厭食症患者。飲食障礙所衍生出的生理問題也相當多。不只是上述急性的問題，時間一長，還有一些問題也跟著出籠。例如：食道或胃破裂、肌肉萎縮、骨質疏鬆、牙齒腐蝕（因胃酸逆流）、自殺傾向、不孕、糖尿病、喉癌、退化性關節炎等等，非常繁多且難以治療。因此需要小心的追蹤檢查與治療。

◆精神科住院治療

有時候光在門診治療（包括精神科門診、心理治療門診、營養師門診）還不夠，嚴重的飲食障礙症須住進精神科病房治療。國外有一些專門的飲食障礙長期療養中心（Residential care），但臺灣目前沒有這樣的機構，都還是入住一般精神科病房。

什麼狀況下飲食障礙症患者須離家去住院呢？除了上述「內科住院治療」中所言、危及生命安全的情況以外，倘若有下列狀況時，可以考慮住進精神科病房。例如：有自殺傾向、極度焦慮、催吐過於頻繁且門診診察後未減少、患者對現階段的「失控」非常恐慌等等，精神科醫師會適時視病人需要建議住院。

以上所列的狀況並非絕對，須與精神科醫師及家人討論後決定。因為住院並非能治好飲食障礙症，目的乃在於盡速穩定病情，好進入常規的治療。

我自己可以怎麼做？

前面的章節已經提到，對胃口失控的你，沒有比找到專業醫療更重要的事了。但是如果無法立刻找到他們幫忙，或是已經找到了，可是還是有許多問題無法及時請教他們，也許你希望自己更加懂得怎麼處理你的問題，以下提供一些做法。

◆寫心情日記

你一定要了解到，你的飲食障礙行為只是浮出水面的冰山一角，底下才是真正的問題。但是只知道這一點是不夠的，因為你必須知道水面下的冰山是什麼。心情日記的書寫是一個好方法。

你可以寫成短文，但比較好的是有系統的以固定格式來寫。尤其當你想與你的治療師一起討論你所經歷的事、心情的變化；或者你想知道自己的情緒是如何產生、對事物的認知是什麼，或是在哪一個時間點上與食物產生聯結的話，固定格式的書寫可以事半功倍。

以下是一個範本，你可以自行設計出更適合自己的方式：

日期：　年　月　日　天氣：
昨夜的睡眠：	
起床時的狀況：	
好情緒： 什麼時候發生？ 情形為何？	

伴隨的身體感覺？ 我的想法是：	**壞情緒：** 什麼時候發生？ 情形為何？ 伴隨的身體感覺？ 我的想法是：	其他、隨筆：

如果你很難描述自己的好心情、壞心情，以下是一些形容詞供你參考。很多飲食障礙症患者對於情緒的描述也有障礙，如果學會描述心情，比較可以得到紓解。

好情緒：快樂、喜悅、開心、感恩、熱情、自豪、狂喜、平靜、溫暖、有能力的、有價值的、受歡迎的、被感謝的、充滿希望的、驚喜的、堅強的、被愛的、被關心的、自由的、痛快的、踏實的、滿足的、有信心的、充滿幹勁的、興奮的、幸運的、熱情的、輕鬆的、如釋重負的、被愛慕的、受到尊敬的、被需要的、被了解的……。

壞情緒：生氣、憤怒、害怕、焦慮、羞恥、暴躁、無聊、怨恨、困惑、不足、空虛、無能、無力、恐慌、敵意、傷心、悲傷、擔憂、抓狂、困窘、尷尬、羞怯、懊悔、悔恨、寂寞、被拒絕、被拋棄、受傷害、被背叛、被忽略、受責罵、不被歡迎、不被愛的、被威嚇、低人一等、矮人一截、被懷疑、不受信任、脆弱的、無望的……。

你可以好好體會，然後把你感受到的情緒繼續加上去。盡量記錄到情緒來襲之際，或之前，有什麼人、事參與其間，這當中，你的身體有什麼感覺？

有時候我們是先有身體感覺變化後才意識到情緒的。有些人或有些時候，甚至不知道這些身體感覺是來自於情緒的變化。

舉例來說：你在上午十點鐘左右，突然覺得胸口很悶，好像有一塊石頭壓住，快要喘不過氣來，頭腦像凍住似的，無法思考。你勉強自己回想一下為什麼。霎時間，你發覺這些身體的不適，是從晨間討論結束時開始的，同事決定晚上一起去慶祝加薪——地點是一家新開的餐廳。這些身體的感覺來自於對晚餐的焦慮。對了，你發現這些關聯了。你本來被「吃」這件事嚇到凍住的頭腦，開始有一些運轉能力。你想到了上次會談時，與心理師共同研究出來的對策。

首先，你告訴自己，這種害怕與焦慮對飲食障礙症患者是很常見的。接受自己的感受，不要害怕這個感覺。這些情緒的產生源自於人的本能。接著，你思考去或不去？不去的話，失去與同事的互動，別人也覺得你越來越不合群。去的話，怎麼吃？你很怕失控。治療師與你都覺得還沒有好到可以正常與人共同進食的程度，那怎麼辦？你的頭腦漸漸轉動起來，你決定先做幾個舒展動作，到外面走一圈，然後想出一個辦法。也許打個電話給你的死黨，紓緩一下心情。

這樣的心情日記有許多好處。最重要的是，提高你的「自覺」。這對飲食障礙症的復原是極為重要的一環。此外，讓你對於運用學到的處理技巧有一個檢驗的機會。還幫助你在未來更容易抓住自己心情變化的轉折，避免用食物及食慾來應付原來搞不清楚的情緒及認知。

◆設立目標表

為治療飲食障礙訂下目標，並非如訂下考上大學的目標那樣明確及實際。許多患者仍把這些問題行為當成是救命的浮木緊抱不放，用以紓解心裡的痛苦。此時，目標對他們而言，並不具太大的意義。反之，如果是已十分具有病識感的患者就可以訂下清楚的目標。

因此，以下的目標將涵蓋兩方面：一是以促進心理健康為目標，二是以降低問題行為為目標。因此，無論患者是在治療的哪一個階段都適用。

希望＿＿（問題行為）降到每（天、週、月）＿＿次

希望＿＿（好的飲食行為）增加到每（天、週、月）＿＿次

訂下這個目標的原因是：（舉例如下）

1. ＿＿（行為）每天用掉我＿＿（時間），也就是浪費我的生命。
2. ＿＿（行為）每天用掉我＿＿（錢）。
3. ＿＿（行為）使我無法輕鬆起來。

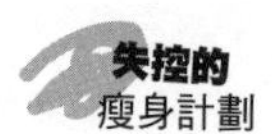

4. ＿＿＿＿＿＿（行為）使我無法與朋友出遊。

5. ＿＿＿＿＿＿

6. ＿＿＿＿＿＿

每天至少寫出一件覺得自己很棒的事（描述經過）：
每天至少找出一個性格上的優點（什麼優點？如何發現的？）：
每天至少找出一個你周遭的人讓你很欣賞的優點（非外貌）：

每天至少幫助別人做一件事（再小的事都可以）：
飲食行為結果（自行設計如何記錄，以天或週或月為單位）：
其他：

沒有不夠大的目標！也就是說，目標再小，只要朝它前進就是成功的。我們常說飲食障礙症的復原之路就像嬰兒學步必須慢慢來，循序漸進，不需要為了做不到而懊惱，不實際的期待會加重你的罪惡感。在幾乎所有的人都跌跌撞撞之際，你有什麼超能力會從不失敗呢？

◆養成記錄問題行為的習慣

這個紀錄的目的是協助你找出「失控」的模式，好去打破壞的行為模式。問題行為代表的是：厭食、暴食、嗜食（狂食）、催吐。

時間：　年　月　日　時　分	地點：
行為（例如：多少時間內吃入多少東西？催吐行為？禁食狀況？）：	
可能的遠因：	
當下誘因：	

當下的想法：	行為發生前的情緒：	行為發生後的情緒：	行為發生後的想法：	以後可以怎麼做？

舉例來說：莉莉一直對月考結果忐忑不安，前一晚睡得很不安穩，上學前因為不肯拿媽媽準備的中餐，與媽媽爭執了一下（可能的遠因）；第二節課時，英文老師發考卷時，說了一聲「妳退步唷！」（當下誘因），莉莉覺得同學都認為她不再那麼棒了，以前成績好只是運氣罷了（當下的想法）；她開始覺得胸悶、沉重、無力和焦躁（行為發生前的情緒）；下課時，莉莉用外套罩著中餐，以跑百米的速度衝到廁所，大口囫圇吞下，然後催吐；她回教室時略為遲了些，感覺同學看她的眼神有些奇怪；坐回坐位時，她感覺胸口舒服了些，雖然伴隨了一點羞愧的感覺（行為發生後的情緒）。

但很快的，她覺得自己不正常、很丟臉。她自問：「為什麼一直這樣做呢？不能一直這樣下去，早晚會被發現。怎麼辦呢？」（行為發生後的想法）。上次治療師提到，暴食行為與情緒有關，而情緒又與認知息息相關。莉莉問自己：「有進步，就會有退步，不是嗎？」「我真的有聽到同學說我不再那麼棒了嗎？我真的聽到了嗎？」莉莉想到，也許應該先冷靜一下，再問問老師，有什麼地方可以改進？（以後可以怎麼做）

這樣的事件一直重複著。不管是誰稍微提到一點點與她相關的事，無論是父母、師長或同學，甚至鄰居禮貌性問了學校的事，都引起她相當大的情緒反應。這樣的記錄幫助莉莉明白，自己太在意成績表現，也太在意別人眼光，還會因一件事而全盤否認自己。莉莉盡量把問題行為發生前後的種種記下來，與醫師、治療師討論，最後發現自己最根本的問題所在。

一旦發現莉莉的行為模式，大家就可以討論出如何避免遠因，以及用健康的方式處理誘因，來打破舊的不良解決模式，以健康的方法來代替。

◆培養一個嗜好，每週至少做一次這個活動

嗜好人人不同，但請盡量遠離電子產品，著重於與自然、人文、自我、身體、藝術等相連結的活動，因為這些連結性會使人有充實感；相反的，電子產品如電動玩具、電子遊戲，往往提供快速刺激，過後較易產生空虛感，因此舉凡唱歌、聽音樂、美術、攝影、園藝、賞鳥、打坐、冥想、舞蹈、閱讀、登山、游泳、各種球類等等活動是比較推薦的。

有固定時間從事自己喜歡的活動，一方面讓自己有機會離開飲食障礙症的思維和行為，一方面讓自己的感官、身體、其他心智活動活絡起來。同時也會有機會認識同好，對於治療飲食障礙是很重要的一環。

◆與至少兩三個以上的朋友有固定的聯絡

你的問題與痛苦真的很難告訴別人，但是你一定也期待有人可以了解你、支持你、不論

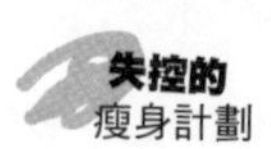

斷你。如果你有這樣的朋友，哪怕一個也好，必定會讓你感到有力量。但是，交朋友是要付出的，單向的友誼是難以持續的。而飲食障礙症患者儘管渴望朋友，也極願意付出，但是被疾病箝制了時間與思緒，耗竭了能量，以至於朋友往往逐漸離去。

你要擺脫這個模式，堅持與幾個朋友保持聯絡，並從中找出你喜歡而且彼此願意深交的朋友。在適當的時機裡，告訴朋友你的問題，並請求支援。會傷害我們的問題，尤其是心理上的，一旦有勇氣說出口並請求支援，那這個問題會像洩了氣的皮球，不那麼緊繃了。

如果你真的很難交朋友，不妨從病友支持團體裡找起，比較不用擔心會有誤解及論斷。但是，你仍然需要有「一般」的朋友讓你學習。因為你終究是希望回到正常且自然的環境。

◆做一些事讓自己開懷的笑

看一部喜劇，聽一些笑話，與小朋友一起做一些無厘頭的事。不管是什麼，就是要讓自己笑。你也許覺得這個建議真蠢，故意找笑？是的，就是這樣。飲食障礙症的患者背負太多心理壓力，比較少笑。製造一些機會讓自己輕鬆的笑，領略那種美好的感覺，也會鼓勵自己朝正面去。

◆擔任志工幫助別人

絕大多數飲食障礙症患者是心思很敏感的人，常常貶低自己，缺乏自信。如果可以幫助別人，從中肯定自己的能力與價值，那麼對許多心理問題大有助益。一個固定的志工工作也可以交到朋友，在工作的期間也可以從病態的思考與行為暫時抽離。

以上是一些你可以自助的方法。如果你能堅持的做下去，一定會有幫助。如果一時之間覺得還是沒有頭緒，以下的摘要可以幫助你更快進入狀況。

每日摘要：

1. 每天起床後，做一下伸展操，感受你的身體與周遭的環境。
2. 靜坐數十分鐘，沉澱思緒。專注於呼吸，當有其他思維跑出來時，讓它們飄走，繼續專注於呼吸。
3. 拿出心情日記，記下前兩項。
4. 拿出目標表，記下你的目標，大聲讀出訂下這個目標的原因。

5. 記得目標表裡每天要做的事。
6. 睡前拿出心情日記、目標表、問題行為記錄表，完成它們。
7. 提醒自己，與朋友聯絡聊天。
8. 提醒自己，從事自己的嗜好活動。

我的未來會如何？

我的未來會如何？這是每個人，尤其是年輕人經常會問自己的問題。你當然也不例外。也許你問這個問題時，想到的其實是「我的飲食障礙問題未來將如何？」是不是？要提醒你的是，你不等於你的疾病，你的價值不要僅僅被疾病定義了！

你比你的疾病大很多。所以你在思考你的未來會如何時，先把你的飲食障礙縮到最小，想想你的興趣、專長與價值觀，及其他因素；你也許能有一個概念。

然後把你的飲食障礙放大到現在的程度，看看它會如何影響你達到你的目標，藉此鼓勵自己不要被它限制了你的未來。

在你做了上述思考以後，現在我們可以來談一談你的飲食障礙問題未來會如何了。

因為個別差異很大，而且疾病的輕重也不一，再加上所獲得的治療與支持都不同，因此要籠統的說你的飲食障礙問題未來會如何是有些不切實際。更何況，飲食障礙症存在的目的是解決你的某些心理問題，這些問題容不容易處理更是人人不同。就好像一場車禍，你很難說受傷的人未來會如何？因為每個人受傷的程度有異。飲食障礙症的治療，有人好像頓悟似的，馬上就好；也有人終生為其所困。

這些研究報告僅供參考。有一篇論文針對一家大學醫學院的九十五例厭食症患者（年齡介於十二～十七歲）做了十五年長期追蹤，他們所使用的康復定義是連續八週以上無異常飲食行為，結果其中完全康復率是百分之七十五・八；部分康復率是百分之十・五；未康復者佔百分之十三・七。[6]不過這些是在醫學中心接受治療的患者。概括而言，厭食症或暴食症約有一半的人會完全康復，百分之三十會部分康復，其餘百分之二十的人則一直帶病。上述資料也可以看出，完整的治療對預後很有幫助。厭食症的死亡率可達百分之十，肇因於營養極度缺乏、自殺、電解質不平衡。

飲食障礙症的康復是非常可能的，但復發也是常見的。不過復發率會隨著治療率上升而下降。也有報告指出，即使沒有到醫療院所找治療師，如果使用書上所建議的，好好處理問題，也是很有幫助的。

你的態度對於你的飲食障礙症未來會如何，有很關鍵的影響。琳賽・海爾（Lindsey Hall）在她的書《暴食症復原指南》裡談到自己從暴食症中康復的歷程，是很好的參考❼：

我有暴食症九年，一天大約催吐五次。我很痛苦，也很恐懼。因為我隱藏得很好，沒有人知道我的祕密。我看起來身材中等，快樂又有自信。當我的健康與婚姻開始走下坡時，我下定決心面對飲食障礙，要將自己從與食物的不正常關係解放出來。

我非常努力，自發性的進行改變。我逐漸了解到，暴食與催吐竟是我所知道處理問題的唯一有效工具，「它」是我的朋友、祕密花園、代言者和渴求愛與意義的代表。「它」幫助我面對冷漠的家庭和充滿不確定性且令我恐慌的世界。但是，「它」搖身一變，成為無法駕馭、反過來占據我的怪獸。

我花了超過一年的時間去思考，每一個暴食行為後面所代表的意義與存在的目的，然後逐漸的放下這些行為。我一步一步的學習沒有恐懼的去吃，一點一點的增加原來不敢吃的食物。重新看待我的身體，尊重它、照顧它。也尊重別人的身體，無論大小與胖瘦。

我將焦點由外表轉向內在。我做一切可以幫助自己轉化的事：冥想、寫日記、寫信、散步、與人深度交談。最後，我知道我是一個好人，一個有能力愛別人的人，同時和所有人一樣，我學會接受生命就是會充滿了峰與谷、高潮與低潮。現在我有三十年沒有飲食障礙行為了。我還把我的經驗寫成書，希望可以幫助別人。

你也可以像這樣，一步步的改變，朝向自由的未來。

❶ http://www.nationaleatingdisorders.org

❷ Reiff, D. W., & Reiff, K. K. L. (1999). *Eating disorders: Nutrition therapy in the recovery process.* Mercer Island, WA: Life Enterprises.

❸ American Psychiatric Association (2014). *Diagnostic and Statistical Manual of Mental Disorders. 5th edition*, DSM-5. http://www.dsm5.org/

❹《DSM-5 精神疾病診斷準則手冊》，合記圖書出版社，二〇一四年一月。

❺ Meg Mei-Chih Tseng, David Fang, Ming-Been Lee, Wei-Chu Chie, Jen-Pei Liu, & Wei J. Chen (2007). Two-phase survey of eating disorders in gifted dance and non-dance high-school students in Taiwan. *Psychological Medicine, 37*, 1085-96.

❻ Strober, M., Freeman, R., and Morrell, W. (1997). The long-term course of severe anorexia nervosa in adolescents:

survival analysis of recovery, relapse, and outcome predictors over 10-15 years in a prospective study. *Journal of Eating Disorders, 22(4)* , 339-60.

❼ Lindsey Hall & Leigh Cohn (2011). *Bulimia: A Guide to Recovery*. Carlsbad, CA: Gurze Books.

Chapter 2.

給想要或正在節食的你

- 破除迷思

  美的迷思／錯誤的飲食觀念

- 建立對飲食及身體的正確觀念

  二十種愛護身體的方法／挑戰你的觀念

破除迷思

你也許正在嘗試減肥，更可能的是，你也許從未停止過減肥。不是有人開玩笑嗎？「減肥有什麼難，我一輩子都在減肥；這輩子減下來的重量比一隻豬還重。」但是你減肥的理由是什麼？為健康？為美麗？還是不明所以，反正每個人都說要減肥，胖一定是不對的事吧？你的態度是什麼？你的方法是什麼？減肥這件事如何影響你的心情與生活？是否也同時影響了你周遭的人？你覺得瘦才是美嗎？

也許你會問，這件幾乎全部人或多或少都會做的事，想這麼多幹麼？但是就是因為有一些錯誤的觀念隱藏在減肥心態裡，助長了飲食障礙症的發生，因此需要特別把這些錯誤仔細鑑別出來。

飲食障礙症之病源在心理層面，但是會以飲食行為做為手段，又以纖纖身材做為標竿，就是因為存在一些對飲食觀念上的迷思。或許去除這些迷思並非治本之道，但還是會有一定程度的幫助。更重要的是，如果社會不再充滿著「瘦才美」的氛圍，對飲食障礙症的預防會有幫助的。因此我們有必要討論這些迷思以及建立對飲食及身體的正確觀念。

去除對「美」的錯誤概念既幫助正常人，對治療飲食障礙症患者也很重要。因為許多的痊癒者都說，是因為重新看待自己的身體以及增強了自信心才能通往復原之路的。飲食障礙症患者不只是對自己的身體形象有扭曲性的認知，對於「美」的認識也是錯誤的。以下是一些常見的迷思，能幫助你重新思考一下。若是師長在合宜的時候可以與孩子們討論會更有幫助的。

◆美的迷思

1. （×）過重是一種罪過，或至少代表這個人沒有意志力，竟然放縱自己的口慾。

身材的胖與瘦有一部分是與基因相關的。我們固然希望有正常的體格，但是每一個人都是獨一無二的。

我們不會有一樣的胃口，腸胃道也不會有一樣的吸收力。此外，內分泌系統的運作以及代謝速率也都不可能相同。所以不要再把過重或肥胖與缺乏意志力畫上等號了。換個角度來看，如果意志力是控制體重的不二法門，那麼，統計上節食的人有百分之九十五會復胖，該怎麼解釋呢？難道百分之九十五的人類都缺乏意志力嗎？我們要把焦點放在「健康」上，而非體重。

2.（×）越瘦就越美麗。

可能嗎？想想難民營的難民，瘦削的臉頰、突出的肋骨，像手臂一樣小的大腿；再想一想雜誌上極度瘦削的模特兒，不消幾年，他們就會因失去皮下脂肪而比一般人更顯老態與病態。越瘦還會越美麗嗎？人群往往是盲目的，與別人有一樣的看法讓人有比較安全的感覺。所以當社會傳遞給我們「瘦一點比較美麗」的訊息時，大家就照單全收了。

我們內化社會的價值觀後，也就覺得沒有深入思考甚至加以批判的必要了。冷靜再想想時，你會發現，將瘦與美畫上等號是膚淺的，甚至是荒誕不經的。

3.（×）瘦一點比較能吸引異性。

因為以為瘦就是美，因而自然引申出瘦一點比較能吸引異性的結論。事實不然。澳洲的科學雜誌《新科學人》（*New Scientist*）二〇〇九年曾做過一份問卷調查，由一百位男士挑選出他們心目中理想的女性身材，結果是14號！（一般女性平均身材大約是4到8號）也許這個結果令許多女性同胞跌破眼鏡，但事實正是如此，因為許多類似的調查，其結果均頗為雷同。而一般飲食障礙患者追求的卻是0號，甚至是00號。

引用這些調查，並非在告訴年輕女子，要根據異性的喜好來設定自己的身材標準，而是闡明一個事實：吸引異性絕非是你追求纖細身材的理由。

4.（×）因為美麗可以使人更有自信，所以追求更美麗是必要的。

這個論述經常可以在報章雜誌看到，尤其是減肥中心及整型診所的廣告。但是這個論述有其謬誤之處。更美的標準是一個絕對值嗎？如果沒有一個絕對值，那麼追求「美」的終極指標是誰來認定呢？

如果缺乏從自己而來的認定標準，而始終在追求由外界制定外貌標準，怎麼可能覺得自信與平靜呢？而倘若失去自信與平靜，又怎麼快樂的起來？因此，整個的重點應是——我，這個獨一無二的個體，以什麼角度來看待自己、接受自己。

我們絕對是可以讓自己看起來更美麗一點，但是，我們一定得要先建立自己的觀點。只能隨波逐流者，注定找不到心的港灣。終日栖栖惶惶者，毫無快樂可言。

5.（×）應從小灌輸孩子愛美的必要性，以免他們將來怪罪父母。

有許多家長因寵愛自己的孩子，又把孩子當成代表自己成就的一部分，因此無論在哪一方面都盡量給予最好的，包括任何能讓孩子外貌顯得更完美的方法（以現行社會的標準）。美國著名影星湯姆・克魯斯（Tom Cruise）的女兒從三、四歲就開始穿高跟鞋、背名牌包。他的理由很簡單——愛美又不是罪過。不只是明星，在我們周遭類似事件也時有所聞。許多家長在孩子尚未成年時，就急著帶他們進行整型手術，理由是「免得他們將來怪罪父母」。也有越來越多的父母，「贈送」整形手術作為孩子的生日禮物。

但是這種做法會把孩子帶入一個視外表為唯一價值依歸的世界。這樣的孩子往往易成為物質導向的人，忽略了精神層面。我們不妨常常問問自己，假使我們自己及下一代成了只在乎淺淺一層皮膚深度的人（英文說的 skin deep，膚淺），會不會更可悲？會不會才是真正的失職？如果我們把焦點從重視外表美醜轉移到關心身體、愛護身體，那麼人生會更寬廣，也會更有意義。

試著誠實地回答以下的問題，看看你對自己身體的態度，以及你對「美」的想法。

1. （　）當社會大眾在嘲笑某歌手或明星發胖的時候，我認為媒體及嘲笑他的人應該受到譴責。
（　）當社會大眾在嘲笑某歌手或明星發胖的時候，我也跟著訕笑。

2.（ ）每當有減肥祕方出現時，我會躍躍欲試。
（ ）每當有減肥祕方出現時，我一笑置之。
3.（ ）遇到新朋友時，我會由長相、穿著、搭配判斷起。
（ ）遇到新朋友時，我不以貌取人。
4.（ ）我不覺得自己美，任何使我美一點的方法我都想試一試。
（ ）我接受自己，包括我的外表，即使別人覺得我醜。
5.（ ）每當我瘦一點，就覺得心情好一點。
（ ）我的體重多少，不影響到我的心情。
6.（ ）我把告訴別人「你瘦了」當成一種對別人的讚美，也認為別人說自己瘦了時，是在稱讚自己。
（ ）我不把外表當成評斷別人或自己的價值標準。

這些問題看起來好像過於嚴肅，因為在我們的社會裡，隨口說說身材、體重、外表，就好像說今天天氣好不好一樣自然，早已是一種反射動作。但是正因如此，我們就在不知不覺中掉入了「美」、「不美」的圈套，從此失去自由。

脫去社會強加在你心裡的錯誤價值觀，找出自己真正的價值，你會活得更自在。其實上述問題只是一個起步而已，目的在提醒你要經常思考：有沒有掉入美的迷思而變得不快樂。如果能多反問自己一點，就會因提高自覺而不隨波逐流。

◆錯誤的飲食觀念

不僅飲食障礙症患者有不正確的飲食觀念，大部分的人也常以訛傳訛，或者完全被商業廣告及媒體操弄了。有適中的身材、標準的體重，對身體健康是很重要的。但是，如果追求的出發點或手段有誤，結果也許適得其反。

1.（×）每天少吃一兩餐，就會瘦。

胖或瘦的因素相當複雜。當然，持續性的減少卡路里，體重會下降者居多。但是，有些研究指出：少吃一兩餐，或者一天只吃一餐，姑不論大部分的人其實是會代償性大吃以及身體也會代償性的使吸收力特別好，更嚴重的問題還在：原本正常的代謝狀態會改變。當身體處於飢餓時，照理來說血糖應該下降，但是飢餓一旦變成常態時，血糖為因應身體需要，反而上升了。長期下來，糖尿病的機率反而有可能上升。

另一種常見的情況是，身體自動啟動保護機制——飢餓模式（starvation mode）——那就是代謝率下降了；此時要瘦，就變得更困難了。因為你的身體會自動「省著用」你所吃進的營養，導致表面上吃得比較少，其實結果與其他人的多吃一樣，因為身體非常有效率的努力吸收，還一點都不浪費。更別提因經常性的少吃一兩餐而處於飢餓狀態下的不愉快與不健康了。

2.（×）晚上不吃，就會瘦。

很常聽到的說法是，因為晚上代謝率下降，所以吃了東西的話，熱量就特別會堆積，特別會發胖。事實是卡路里就是卡路里，與什麼時間吃並無關。不過，我們往往有一種傾向，在工作一天後，坐在電視機前，癱著、吃著。不知不覺吃下一大堆零食。可能這是覺得晚上進食易胖的由來。

我們應當思考，晚上可以做些什麼更有益身心的活動，而不要因為無事可做，只能吃。吃不該是你無聊時的活動。此外，睡前吃得過多，也會不易消化。但是，如果因為想要瘦，而晚上不吃，那麼就又回到前述的少吃一餐可能衍生的後果了。

3.（×）拚命運動，就會瘦。

運動是一定會消耗卡路里的，規則的運動習慣對身體健康幫助很大。不過，非常劇烈的長時間運動，加上缺乏指導，則會衍生一些問題，如橫紋肌溶解、電解質不平衡、腎臟功能下降等等。要記得運動是為了要健康快樂，不是要減肥。

4.（×）用些利尿劑或瀉劑，就會瘦。

有些人為了想減重，使用利尿劑或瀉劑等非常手段。使用利尿劑減重實在沒有道理。如果量起來，重量真的減輕，也只是水分的重量而已。一喝水，體重馬上就回升了。有人覺得使用瀉劑可以強迫腹瀉，一定會瘦。但是，實際上減少的還是水分。除非你不喝水，否則身體自動「求水若渴」，吸收水分的作用立刻變強。利尿劑或瀉劑的使用有脫水及電解質不平衡的危險性，絕對不要用來減重，一定得不償失。

5.（×）不吃脂肪，就會瘦。

每當我們想到脂肪時，印象肯定不會太好。但是，我們的身體需要脂肪，我們的神經細胞、腦細胞、荷爾蒙等等更需要脂肪。不過，我們需要好的脂肪，像亞米茄三（Omega-3），因為好的脂肪會取代體內的壞脂肪，以降低膽固醇、三酸甘油脂。同時要注意，許多強調零脂肪的食物，其實添加了許多糖來維持口感，是很不好的。

6.（×）吃代糖，就會瘦。

攝取過多糖分，容易增加體重是事實。但代糖呢？是不是好的選擇呢？有些報告顯示，代糖（如 aspartame，阿斯巴甜）會傷害中樞神經細胞，並且也比較容易引起脹氣。另外代糖並無法替代身體對糖的自然渴望，因此以代糖取代後，有些人渴求糖類的慾望更強了。

7.（×）避免紅肉，就會瘦。

紅肉比白肉有較多的卡路里，但是，體重並非只與紅肉、白肉相關。重點仍在卡路里總量、身體代謝率及代謝量，以及個體差異。適度的紅肉攝取也是有益身體的。當然紅肉只是蛋白質來源之一，也不是非它不可。你也許有宗教上的理由，或是因個人的價值觀而不攝取紅肉或所有肉類；但是若是因為避免發胖而拒吃紅肉，那就犯了前提上的錯誤。

8.（×）只吃青菜沙拉，就會瘦。

如果一個人每餐都只吃青菜，卡路里總量只有五百，那變成皮包骨也是會的。但是，人畢竟不是機器，我們會有冀求其他營養素的本能。光吃青菜時，往往看到其他食物便無法控制而狂吃。何況光吃沙拉，還有細菌污染以及添加醬料的問題。身體有許多自我調節功能，你的意志力是敵不過人的生物性本能的。一些飲食障礙症的患者只吃青菜沙拉以達成減重的目標，但是伴隨而來的極度營養缺乏，正是造成死亡的原因之一。

如果我們把短暫人生的寶貴光陰浪費在想盡辦法與食物、體重對抗，實在很可惜。我們的身體擁有最可靠的調節力。試想：你如何運用你有限的認知去代替你的身體，決定你所需的營養素？許多極端的減肥法，其實長期來看，是無法滿足身體的自然需求，因此一些不適應的狀況，甚至疾病就接踵而來。不但達不到你的初衷，還衍生許多問題。

建立對飲食及身體的正確觀念

西方國家對小學及國中的孩子做過一些研究，來看看預防性的衛生教育課程有無促進正向身體意象（positive body images）的效果。因為如果有提升的效果，那麼利用衛生教育課程來預防飲食障礙症就是可能的。二〇〇八年在澳洲的一個實驗中，將八十四名五～九歲的女生分成兩組。實驗組學生接受關於飲食及身體的正確觀念課程（利用兒童繪本 *Shapesville*），對照組則讀其他不相關的書籍。實驗結果顯示，實驗組女童對自己的身材滿意度較高，對「希望體重要輕才對」的刻板想法減少，也比較不會認同媒體對好身材的解釋。不過相隔一段時間再檢測這個課程的效果，發現隨時間拉長，教育課程沒有持續，上述效果也下降。❶

另外一個英國的實驗，則是以不同大小的洋娃娃做主角的故事書，分別給一六二名五～八歲的女童閱讀或由實驗人員朗讀。一個主角是纖細身材的芭比娃娃（Barbie doll），一個主角是較胖的愛瑪娃娃（Emma doll），對照組則是正常身材的娃娃。之後，再以特別設計的評量去評估她們對自己身材的滿意度與自信程度。其結果顯示，閱讀以芭比娃娃為童書主角的那一組比起其他兩組，對身材滿意度較低，同時也有比較強的意念希望能變得比較瘦❷。雖然這個實驗並不能說明飲食障礙症與幼兒時期的刺激有無關聯，但至少讓我們了解到社會所傳達的關於身材的不當訊息，是不容小覷的。尤其一想到美國三～十歲的女孩，幾乎各個都擁有芭比娃娃——這個極端纖細而實際上不可能存在的「魔鬼」身材娃娃，就不禁讓人捏一把冷汗。

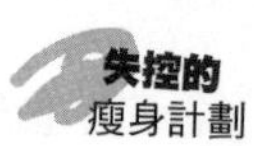

因此家庭、學校、社會應該要經常檢討是否教給孩子正確的飲食觀念，同時要了解孩子們是如何看待身體及身材，以及注意媒體有沒有加諸他們錯誤的觀念，也要明白到這些指導都必須持續進行才有意義。

瑪戈・梅恩（Margo Maine）醫師在美國國家飲食障礙症協會（National Eating Disorder Association）裡推廣「二十種愛護身體的方法」（原文見附錄4），很值得參考。

如果我們尊重自己的身體並且愛護珍惜身體，就不會用一些不好的手段妄想改變身體，只為了別人所定義的「美」。

◆二十種愛護身體的方法

1. 想像你的身體是載你航向夢想的交通工具，榮耀它、尊敬它、澆灌它。
2. 列出一張清單，記錄你的身體所做的事。經常讀讀你的清單，而且常常添加你又想到的項目。
3. 留意每天身體能為你做的事。記得身體是你生命的載體，並非只是一個裝飾品。
4. 列出一張你所景仰的人的名單：那些對你的生命、社會或全世界有貢獻的人。並且思考一下，他們的外貌對於他們的成功及成就是否重要。

5. 抬頭挺胸的走路，你整個人被榮譽與信心充滿著。
6. 不要讓你的身高體重妨礙到參與你喜愛的活動。
7. 穿著你喜愛又能表現出你個人風格、同時也讓身體感覺舒服的衣服。
8. 數算你擁有的，而非你欠缺的。
9. 試著想想看，你最近用來擔心外表的時間及精力可能可以完成多少事。
10. 做你身體的朋友和支持者，而非敵人。
11. 想一想，你的皮膚細胞每一個月換新一次，你的胃壁細胞每五天換新一次，肝細胞每六週換新一次，骨骼細胞每三個月換新一次。你的身體偉大無與倫比，開始尊重它、感謝它。
12. 每天早上醒來時，記得感謝身體在休息後又恢復活力了，你也因此又可以享受今天。
13. 每天晚上上床時，告訴你的身體，你非常感謝它使得你可以做完一整天的活動。
14. 找一個你喜歡的運動，然後有規律的持續去做。不要為了減肥或對抗身體去運動。運動是因為要讓自己健康和強壯，也因為運動本身就讓我們覺得愉悅。運動是為了：樂趣、健康、友誼。
15. 回想過去一段你覺得身體很好的時光。告訴自己，即使在現在的年紀，你還是可以再有那樣的感覺。

16. 寫下十個你的優點，但不要提到你的外表。繼續多寫一些。
17. 在你每一面鏡子上貼一張字條，寫著：我內外皆美！
18. 找出世間的美，以及你自己的美。
19. 開始告訴自己：「人生太短暫，我不要浪費時間在厭惡我的身體。」
20. 餓的時候就吃，累的時候就休息。還要常常與那些會提醒你，你所擁有的長處與內在美有多棒的人在一起。

◆挑戰你的觀念

有越來越多的學者開始提出一些與主流飲食觀念很不同的想法，試著扭轉一些進食的錯誤觀點。以下舉兩種理論為例：「直覺式進食法」[3]（intuitive eating）及「健康無關體型尺寸」（health at every size）。這兩種理論近來常被引用來治療飲食障礙症。

✻直覺式進食法

直覺式進食法挑戰這個時代灌輸給我們的觀念。它要我們全然從體重多少、取捨好壞食物的監牢裡釋放出來；希望我們深切的體會到，在這監牢裡不但痛苦，更談不上任何意義。我們冀求的是與食物及身體的友好、快樂、健康的關係。

試想過去古老的年代，沒有這些現代人類編造出來的牢籠，單純的進食，單純的享受，與一切生物沒有兩樣。直覺式進食法建議讓身體決定我們要的是什麼。這個理論並非要你放縱口慾，毫無忌憚；而是由你進食時的感覺，以及吃下食物後的感覺來決定。舉例來說，如果有一家餐廳，每次你去吃了以後總是肚子痛，你應該不會想去了。如果你吃了兩個甜甜圈以後，口乾舌燥，一直想喝水，也吃不下正餐，你就知道兩個甜甜圈太多了。

可是我們現在似乎不再相信自己身體的感覺，因為自從我們不再專心吃東西以後，對於身體釋放的訊號，我們或者置之不理，或者已經感覺不到了。試問一問自己，你吃東西時，是不是總是還在做另外一件事？看電視？玩手機？講電話？聊天聊得口沫橫飛？或是忙到囫圇吞棗，快快吃完閃人？你有多久沒有細細品嘗食物了？難怪我們已經習慣聽「專家」告訴我們吃什麼，而不知如何自己選擇了。或者在還弄不清楚食物內容時，就迫不及待的看卡路里量？讓這些標示替你決定要讓什麼食物要入口？

因此，直覺式進食法也要我們先認知到「必須節食」是個錯誤的觀念。挑戰這個概念，因為別人為你設計的不是你身體要的。然後下決心要離開這座飲食牢籠，與食物產生快樂健康的關係。尊重身體訊號——飢餓與飽足。

進食的同時，更要尊重身體，慢慢咀嚼，慢慢聆聽飽足的訊號——一個真正使你舒服的訊號。進食中好好感受食物的味道，慢慢學習體會不同程度的舒適感。如果我們忽視身體與我們的對話，也就是在飢餓時不吃，或是在飽足後仍繼續吃個不停，那麼身體將以更巨大的力量強迫我們遵守它的指令，許多失控的行為就會發生。

直覺式進食法希望我們挑戰心裡的「食物警察」。問問你自己心裡面是否有聲音在告訴你這個不可以吃，那個吃了就慘了。直覺式進食法要人們把那個聲音罵回去，要「食物警察」閉嘴，吃東西不必有罪惡感，也不必因為體重多寡感到羞恥。直覺式進食法的座右銘是：「餓了才吃，飽了就停」、「不喜歡就不吃」、「喜歡就品嘗」。這些聽起來很簡單，但是對現代人而言卻很難，遑論飲食障礙症患者。

沒有充裕的進食時間及良好的進食環境，我們正逐漸喪失身體與食物的連結力。

此外，直覺式進食法要我們不要用食物來安撫自己不好的情緒。有許多時候我們不是因為飢餓而吃，而是因其他慾求而吃。失戀了可以大吃，吵架後也大吃，工作不順大吃，心情不佳更要大吃，甚至因為無令人感興趣的事可做，而不停的吃。我們逃避心理問題，並讓食物成了替罪羔羊。食物是我們最好的朋友，我們的身體更是，好好的享受食物與身體彼此之間的美好關係才是。

✽健康無關體型尺寸

我們知道肥胖與許多疾病相關，但是瘦才好嗎？如果肥胖不好，那要多瘦才好？一個「標準」的身體質量指數（body mass index, BMI）難道是放諸四海皆準的圭臬嗎？所謂ＢＭＩ值是把體重（公斤）除以身高（公尺）的平方所得到的數字，一直是醫界用來衡量肥胖的標準；數值在十八・五～二十四之間視為正常。但怎麼我們允許人的性格可以有差異性，卻要求我們的身材要有一致性？只以ＢＭＩ來認定，會錯估個體差異性。

琳達・貝肯（Linda Bacon）博士在她的書《健康無關身材尺寸》❹中提出她對什麼是理想體重的看法。她認為，如果我們細心追隨身體所發出的飢餓與飽足的訊號，好好的體會食物的味道，尊重食物，而且沒有刻意控制體重與食物的種類，那麼在這樣條件下的「穩定體重」就是你個人的理想體重。

穩定體重是我們的理想體重的說法並非空穴來風。貝肯博士引用一些研究報告告訴大眾，我們的身體不停在脂肪細胞、消化系統、神經系統等等之間來回連繫，以期使我們的食慾與需求相稱。一旦身體受到威脅：例如，攝取量不足時，身體會自動提高體重設定標準，希望可以更快吸收食物，更有效率儲存養分，以免未來不足的情形再度發生。就好像經歷饑荒的人類會努力生產，省吃儉用，多多儲糧，以備不時之需。因此，若我們妄想控制身體機能——例如企圖少吃以減肥，其結果是：身體也跟著不停的調高體內理想體重的設定標準點，努力吸收任何你吃下的營養來與之抗衡。生理與心理忙著競爭，終至失去和諧的關係。

貝肯博士建議大家把「好」食物與「壞」食物的想法去除。因為如果你一味的受別人影響，直斷什麼是好，什麼是不好，因此只吃所謂「好」的，避免「壞」的，那麼便剝奪了你自己身體的決定權。自己要用心去感覺身體的反應來決定你要不要吃以及吃什麼。

我們往往捨棄與自己身體的對話，而只相信外界的訊息。貝肯博士提倡應該從「身材大小」的迷思中走出，轉而與食物、身體對話——餓了嗎？飽了嗎？滋味如何？感覺如何？覺得活力充沛嗎？讓一切回到自然的原點。

更重要的是，她強調健康無關體型尺寸。她希望社會大眾把焦點從「體重多寡」轉向「健康快樂」，更不要把「胖」當成是病態，也不要以為「瘦」就代表健康。把焦點放在如何自信的生活才是重點。

不只是因為飲食障礙症患者的增加，使得上述不同的聲音越來越大；更因為人們在這樣亟欲控制食慾與身材的社會氛圍下不斷喪失生活的樂趣，所以有越來越多的人已經開始試圖掙脫這座牢籠了。希望逐漸的，我們終將可以與食物及身體和睦相處。

真正的快樂是由內而外的。也就是說，快樂不會因少了幾斤肉而產生。一個從不滿意自己身體的人，是不可能快樂的。你要成為這樣的人嗎？

❶Dohnt, H. K., & Tiggemann, M. (2008). Promoting positive body image in young girls: an evaluation of 'Shapesville'. *European Eating Disorders Review, 16* (3), 222-233.

❷Dittmar, H., Halliwell, E., & Ive, S. (2006). Does Barbie make girls want to be thin? The effect of experimental exposure to images of dolls on the body image of 5- to 8-year-old girls. *Developmental Psychology, 42* (2), 283-92.

❸Evelyn Tribole, M.S., R.D. & Elyse Resch, M.S., R.D. (2003). *Intuitive Eating: A Revolutionary program that works.* F.A.D.A.

❹Bacon, L. (2008). *Health at Every Size: The Surprising Truth about Your Weight.* Dallas, TX: BenBella Books.

Chapter 3.

給父母的因應對策

- 飲食障礙症是什麼？
- 厭食、暴食、嗜食又是什麼？
- 哪些簡單的線索可以協助我知道孩子有沒有飲食障礙症？
- 我做錯了什麼嗎？怎麼會發生在我孩子身上？
- 我該怎麼辦？我能做什麼？
- 如何面對其他的孩子？
  面對年齡較小的孩子／面對年齡相仿的孩子
- 我們沒有資源協助，如何單打獨鬥？
  當孩子因為想要減肥而節食時／孩子應該不是飲食障礙，但飲食行為已偏離正常時／孩子極可能是飲食障礙症，卻沒有資源幫助時

飲食障礙症是什麼？

關於飲食障礙症的診斷條件及案例，請參閱第一章的詳細說明。不過，簡單一點來說，飲食障礙症就是對食物、吃及自我形象感（self image）有一種非常態的、非理性的想法與做法，以至於傷害到身體的健康，也影響到人際關係。最常見的有三種形態：厭食、暴食與嗜食。

飲食障礙症有嚴格的診斷標準，其認定應由專業精神科醫師或專業心理師為之，患者並非一般的節食減肥者。不過研究顯示，百分之三十五原來還算正常的節食者會變成病態性節食，也就是出現「障礙性飲食」，這當中又有百分之二十至三十的人會成為部分或完全的飲食障礙症❶。

飲食障礙症與食物的關係，不只是飢餓、飽足、營養與健康，反而變成一種不可遏抑的強迫關係，也許是極力控制的不吃或是不能停止的大吃，還有一些奇怪的行為相隨，例如催吐、過度運動，或使用瀉劑等等。

深入一些的話會了解到，其實飲食障礙者是利用與食物間的角力來解決一些內在的心理問題，使得餐桌變成戰場，食物變成砲火，更可能戰到自己形銷骨毀。家人，尤其是父母，也會被捲入這場戰火。

飲食障礙症的病程相當不一，有人一年內就好了，有人則是終身與之為伍。疾病的嚴重度也是差別很大，好像光譜一樣，從輕微到死亡病例都有。

厭食、暴食、嗜食又是什麼？

厭食症，簡單的說，是患者對抗自己的生理需求，極力限制食物的攝取量而引起體重過輕以及種種生理問題（見第53頁「厭食症的診斷標準」）。厭食症這個傳統的譯詞其實是一種誤導，患者並非因「厭惡」食物而不吃，相反的，他們始終處在飢餓的狀態，但以無法言喻的意志力去操控食慾，好去感受自我的存在及力量。哪怕在旁人眼裡，他們已經是皮包骨了，他們還是覺得自己還要再更瘦才可以。對厭食症患者而言，自己存在的價值似乎只由少吃及體重來決定。在病程的演進過程中，病患會因害怕失控，而「恐食」——食物變成令人懼怕的魔鬼。

暴食症患者則無法控制似的吃下難以置信的大量食物，然後再利用催吐或瀉劑等方法，把吃進去的東西排出體外（見第55頁「暴食症的診斷標準」），食物的入與出都異於常人。

但是他們也是極度想要瘦，且把胖瘦變成一種存在價值的衡量標準。暴食會對身體造成傷害，若未處理，久而久之，會變成一種習慣。因此也有人將暴食形容為成癮似的行為。

嗜食者，並沒有使用特殊方法把吃下去的食物排除，但他們也是無法停止的在短時間內吃下大量的食物，即使吃到不舒服，或極度厭惡自己的行為，還是不能停止（見第58頁「嗜食症的診斷標準」）。

這些都是表象。飲食障礙者藉他們的行為傳遞內心的訊息。遺憾的是，不要說外人，連他們本身都不知道自己要表達的是什麼，使得整個過程好像是自我毀滅，這最教愛他的父母傷心。

青春期的孩子有時候好像也會超乎尋常的大吃，但一下子想到會太胖，馬上又短暫的拒吃。這當中的分野有些微妙，但是當父母覺得好像有什麼不對勁時，要相信自己的直覺，進一步去了解。

哪些簡單的線索可以協助我知道孩子有沒有飲食障礙症？

有一些簡單的線索可以協助你觀察：

- 十分害怕自己太胖，經常量體重，甚至一日數次。
- 該吃飯時，常找藉口不吃。
- 非常在意食物成分表的說明，而且常常不吃含脂肪或糖分的食物。
- 吃飯的時間拖得很長，盤內碗中的食物切得小小的。
- 有些食物絕對不碰，例如甜點或紅肉，或全脂奶粉。
- 好像吃來吃去就是一些固定的食物。
- 不參加需要吃東西的活動。
- 運動的時間比同年齡的人多且堅持度很高。
- 喜歡翻閱食譜，或煮東西，但自己不吃或吃得很少。
- 感覺比一般人更能抗拒美食。
- 談及食物與吃時，表現得過度熱烈或過度冷漠，或莫名的發脾氣。
- 有時發現家中食物不翼而飛，卻又發現食物包裝紙在垃圾桶出現。
- 總覺得好像有什麼事祕密在他的房間裡進行著。
- 浴室有吐過的痕跡。
- 情緒很不穩定。

- 學業成績或人際關係變壞，甚至有封閉自己的傾向。
- 體重過輕（暴食或狂食者則可以有正常體重）。
- 掉髮。
- 睡不好。
- 年輕女性無月經。

這些線索旨在幫助你及早帶孩子尋找專業協助，以及檢討反省自己的言行舉止。你也可以試著以孩子的觀點出發，做一下第一章的問卷，但這些都只是一個參考。

我做錯了什麼嗎？怎麼會發生在我孩子身上？

聰明的人類總是問：為什麼？即使沒有顯而易見的答案，我們也喜歡找一個「最可能」的來拼湊一下，哪怕對整個事件沒有幫助。好像如此一來，就有一個可以責怪的對象，會讓事情「順理成章」一點。但是假如向外尋找而沒有答案時，箭頭也許就指向了自己。

常見的是，家長認為自己一定做錯了什麼，才導致子女飲食障礙症的發生。所有過去可能犯的錯誤，於今都拿出來放大檢視。也許當年不該讓他上那個學校，或是當初不該為了某件小事責罰他，或是不該堅持要他做哪些事，學哪些東西。也有可能，這些自責轉成憤怒。「為什麼這樣對我？即使我不是非常稱職，至少也比很多人認真做父母呀！」或是「叫我如何告訴別人，我的孩子得了這個奇怪的病呀！」

為什麼？為什麼？不只父母在問，孩子也在問。不只父母不解，孩子不解，即使醫界也不解。在第一章裡，我們詳細敘述了飲食障礙症的可能原因。即便如此，這三種模式：基因模式、環境模式、心理模式也可能彼此交互運作，使得我們無法知道，究竟為什麼飲食障礙症會發生在你的孩子身上。從許多飲食障礙症者的現身說法中，我們可以窺知，有時只是旁人一個不經意的玩笑（例如：你這隻小肥豬！），有時是長期以來對外表的迷思或缺乏良好的自我形象感引發，有時是情緒上的不穩定和種種生活上的挫折導致，但也有完全無線索可尋的。

因此，比較實際的做法是：不再問為什麼（why），而是要問：「接下去要如何面對（how），以及該做些什麼（what）幫助孩子？」停止自責，停止互責；理智的、有智慧的、充滿感情的來共同面對。飲食障礙症的治療過程經常是艱辛而漫長，家人的愛與陪伴是非常重要的。

我該怎麼辦?我能做什麼?

毋庸廢言，父母首先要做的事，絕對是讓孩子得到適當的醫療照顧，因此尋找專業的協助是最重要的第一步。

當然身為家長的你也有許多事要做，例如要建立一個家庭支持體系，但是，前提是要與專業團隊配合。就好像糖尿病的患者，自己需要注意飲食及血糖等等，但是血糖的控制、疾病的進展、藥物的使用，都需倚賴醫護人員的專業。

父母要與醫師、治療師討論，同時要多吸取相關知識，並參加支持團體。但是，儘管如此，父母在日常生活中，還是不時會遇到許多挑戰。你該怎麼辦?能做什麼?

以下是給父母的參考（相關英文資料可以上網搜尋美國飲食障礙多重服務協會〔Multi-Service Eating Disorder Association〕，他們提供家中或周遭你所關愛的人罹患了飲食障礙症時的指引）：

1. 當你關心的人罹患此症時，我們往往把焦點放在症狀上，所想的就是如何幫忙除去你看得見的問題。但一定要謹記在心的是：飲食障礙症者表現出來的問題不只是「眼中所見的行為」而已，因為那只是患者用來「解決潛在問題」的手段，請把焦點放在症狀背後的心態。

這些異常飲食行為是有其用途的，即使這些是很糟糕的手法，因為它們只製造出更多的問題。但是患者就是用這些行為來溝通及處理問題。拒吃，可能是患者用來建立自我意識的方法，因為他們感覺此法使得自己有控制力，可以顯得與別人不同。狂食，可能是被用來安撫或麻痺自己。催吐，則也許是一種藉由生理行為來釋放焦慮、痛苦或麻木感的方法。總而言之，厭食、狂食、催吐等行為是在顯現內在深處無法言喻、無法處理的情緒，例如羞恥、自慚形穢、焦慮、悲傷、憤怒、不被他人或自己接受的痛苦等等，所以家人要以更包容的心去看待這些表面的行為。

飲食障礙症的病因複雜，也沒有簡單的治療方式可以套用，復原之路往往耗時甚久，改變相當不易，過程中又常常是進三退二，甚至退四也不是不可能。患者本人及周遭的人往往挫折不已，因而失去耐性。但唯有保持希望，堅持下去，才是成功的不二法門。因此要時時提醒自己，不要聚焦於眼下的行為，因為如果僅關注眼前的行為，會使大家都更為焦慮。看到患者又不吃，或又大吃，甚至催吐時，要冷靜，切勿大聲責怪。在他們學會用新的方式處理內在心理問題前，這些糟糕的行為也只好繼續扮演著舒緩情緒的角色。

在飲食障礙的父母支持團體裡，有些父母會說出對孩子的行為已經到達無法忍受，甚至厭惡的程度了。此時如果父母親可以提醒自己，想想孩子心裡的挫折、自我厭惡、羞愧等情緒尤甚於你數倍時，心裡的憐惜之心就會起而代替負面的情緒。

父母可以參加一些支持團體來互相加油，打氣。聽聽別人的心路歷程、心酸史、成功的經驗，或交流一下處理某些狀況的方法，都是很有幫助的。

2. 要常常提醒自己，只有患者本人願意，情況才可能改變。你無法替別人改變，因此不要誤以為你要為一切負責。分別出哪些事是患者身邊的人能做的，哪些事是只有患者本人才能做的，是很重要的。

俗話說，你可以牽牛到水邊，但你無法強壓牠的頭喝水。的確會有許多的日子，家人強烈希望患者多吃一些或不要大吃，以致於大家僵在那裡，對事情毫無幫助。哪怕家人如何衷心期待行為有所改變，但卻不能替患者吃或不吃。家人可以希望患者尋求幫助，也可以幫忙蒐集訊息，但卻無法代替他們就醫。因此，家人能做的是，注意你自己的態度，好好表達你的關心！冷靜的想想，什麼樣的言語與行動可以讓患者感受到你真摯的愛。即使現在還沒有好，你還是很愛他；好好請患者告訴你，你可以做什麼來幫助他。請記住，患者選擇如何做是他本人的事，但你選擇的是，衷心願意陪他一起走過這段艱難的旅程。

3. 學習良好的溝通技巧。飲食障礙患者大多是敏感型的人，不良的溝通會使家人的愛與善意煙消雲散。因此，知道如何運用良好的溝通技巧就十分重要。我們在溝通時往往有一個傾向：直接了當的把自己認為最好的方法「告訴」別人，如此一來，「告訴」聽起來不再是「告訴」，反而比較像是「命令」或「指控」了，例如：「你吃得太少了。應該再多吃一點，不然營養素是不夠的。」或者是「你瘦得像皮包骨，哪裡胖了？」「你又在催吐了？我在浴室門口都聽到了！」這樣的表達方式，容易使患者產生抗拒，立即產生防衛機制，接踵而來的就是爭吵了。

因此，溝通時若能把主詞由「你」換成「我」，侵略性就會下降，對方比較容易體會到善意。以下是一些例子：

- 當我看你吃那麼少的時候，我覺得很捨不得。
- 我覺得你比你以為的還要瘦，我很關心你的健康。

● 我感覺你在傷害自己，我很擔心，我們一起去看醫生好嗎？

● 我一直想說「不要催吐了」，但是我知道事情可能沒有那麼容易。我可以怎麼做來幫助你呢？

此外，我們也要記得，語言不過是表達關心的方法之一而已。有時候一個擁抱、一個眼神、一個姿態，其力量絕不亞於說話。時下常使用的簡訊，有時候也勝過即時的言語。因為在焦慮擔憂下說出口的話有時很不中聽，倘若利用書寫的時刻思考一下詞彙，殺傷力就會下降。不但如此，我們的文化裡比較少用到的口語親密字眼，經由書寫也比較容易些。

話出口前先想想，什麼話才是你「真正」的意思？傷害他？不可能！希望他好起來？當然！那麼怎麼說才能把你的意思說清楚呢？如果達不到這個目的，而只是宣洩你的感受，又傷害了病人，那還不如不要說。

4. 適當的表達你的感受。照顧飲食障礙症的孩子絕非易事。即使知道了診斷，已經知道孩子是病了，但是面對此一難解之謎，焦急、無助、無望、生氣、挫折、怨懟等等情緒都是常見的反應。畢竟飲食障礙症不同於其他生理上的疾病，孩子不是不能動，不是不能讀書，也不是不能吃，且沒有「數據」可以清楚呈現此一疾病。但是不管你用軟的或用硬的，好像都不見效。就好像與看不見的敵人打仗一樣。

更氣的是，父母一生氣責罵會弄得更糟。但你真的很挫折也很火大，該如何是好呢？而且如果父母沒有真正表達出自己的感受，那麼整個家庭的氛圍會變得虛假。因為為了掩飾這些感受，父母也許只好假裝沒看見，不去談論以免引發情緒反應。就好像屋子裡有一頭大象——誰都看到了，卻無人敢提及。也可能父母使用其他心理機制，如否定，假裝一切都是可接受的，孩子的表現只是個別差異而已，根本不是病。也許不敢發洩情緒在病人身上，轉而發洩在其他家族成員身上，不但製造更多問題，也可能增加患者的罪惡感。

因此，如何真誠而且適當的表達你的感受就很重要了。請記得使用「我」來當敘事的主詞，如果用「你」來做主詞，就會變成「你真是把我搞瘋了。」或是「你真是氣死我了。」那麼就會雪上加霜了。

以下是一些參考：

○我今天覺得很失望，因為我發現你把食物藏在抽屜裡。

×你讓我很失望，因為我發現你把食物藏在抽屜裡。

○我覺得生氣，也覺得挫折。那是因為我很愛你，因此很捨不得看你受此折磨。你是很好的孩子，你值得更快樂的生活。

×你讓我很生氣也很挫折。你行行好吧。

○我最近覺得很擔心、很挫折，所以找了心理師會談，希望對你我都有幫助。

×你讓我很擔心。我的年紀也大了，以後誰能照顧你呢？

父母都是凡人，七情六慾是很自然的，把情緒適當表達出來是很重要且健康的。若經常掩飾情緒，也不是一家人。有的父母說：「我不會生氣，因為我知道你是不由自主的。」但是如此一來，雖表達了你的支持，但卻掩蓋了你不高興的事實。這就好像在說，我們不會被你的行為困擾一樣。這絕不是事實。但是不要把你的情緒歸罪於他。父母應該比患者還要成熟，因此你有責任處理好自己的情緒。父母的情緒應該盡量自己負責，不要因為處理不來自己的情緒，把氣出到患者身上。

若父母適切的表達自己的情緒，此時孩子也關心你的反應，大家就可以進入建設性的談話了。父母可以談談自己的擔憂，孩子也有機會道歉，或明白表示什麼樣的幫助最是他所需要的。

再者，為人父母者對於日趨成年的孩子也要有成熟的相處之道。孩子罹患此症的原因很複雜，一直把焦點放在「為什麼」，或是一直自問「我哪裡做錯了？」是於事無補的。未來他要選擇怎樣的復原之道，也是掌握在他自己的手裡。因此，照顧好自己，擁有適當的休閒活動，也有三兩好友可以互訴心事，就不會把全副焦點放在孩子身上，情緒會比較穩定。當然，最佳的狀況是，父母本身也有治療師可以協談。有專業人士的幫助，父母親的壓力會比較能紓解。

5. 不要聚焦在「吃」與「體重」上。這說來容易，做起來卻難。一般人的生活裡，「吃」是那麼自然又享受的事。而且整個社會裡誰不談減肥呢？但是，對於飲食障礙症的孩子，在言談中要盡量聚焦在其他的事，一定要讓這些孩子知道，他們的重要性不在於食物與磅秤上的那個數字。

所有的父母應該都會同意，你對孩子的愛不會因為他吃多少，是瘦或者胖而有所改變。因此，千萬不要老是談「吃」與「體重」，讓誤解更嚴重。

厭食症的病患可能因你一直抱怨他太瘦，反而覺得自己正走對路了。而暴食症患者卻可能因你嫌他過重而羞愧不安。多談談別的事，就像你與其他孩子談話一樣。這並非代表你不能說「吃」與「體重」，而是該怎麼說？什麼時候說？說多少？飲食障礙症是會有生命危險的，家長的擔憂是一定的，而且有時是必要的。在你感覺擔憂時，不妨說：「我必須確定你有沒有危險，因為我覺得你的營養有可能極度缺乏。讓我陪你去看醫生。」讓專家來處理體重的輕重與健康之間的關係會比較客觀。

6. 他沒好，不是你做得不夠好。飲食障礙症的復原過程，有些是極其漫長的。好好壞壞，走走停停。無論是患者或是父母，難免有無助、無望的時候。這些都是很正常的，在心理上要有這種認識：「我們在這趟旅途過程中，經常有無助的時候」。如此一來，當你心裡有這種情況發生時的準備，會比較可以捕捉到自己的情緒。

聽起來好像很抽象，但卻是重要的。因為我們經常是被情緒牽著走而不自覺，沒有深入去探討產生情緒的來源，反而因情緒的攪和，而使情況更惡劣。例如：媽媽下班後，看到孩子在看電視，就破口大罵孩子不知用功讀書。平時孩子看電視媽媽也沒那麼生氣呀！其實是媽媽自己在辦公室遇到一些不愉快的事，而殃及無辜。媽媽沒有了解自己的情緒來源，沒有處理問題的本源，還加入了新的家庭問題。同樣的，父母在陪伴飲食障礙症的孩子時，無助的情緒可能也會以其他形式表現出來而毫不自知，破壞了善意的扶持。所以一定要經常察覺自己的情緒。

比較常見到的是，父母始終覺得一定是哪裡做得不夠，還要更努力的做些什麼。所以整體看起來是父母比孩子更努力。父母汲汲營營在找一個「馬上見效」的辦法，無助的情緒被「不夠努力，還要更努力不懈」的想法取代了。但這樣的結果就是，父母正巧與孩子的飲食障礙症共舞了。因為許多飲食障礙症的患者就是陷在「我不夠好」的漩渦裡，而以飲食行為來表達自己僅存的控制力。現在父母又繼續釋出「不夠好」、「還要更努力」的訊息，不就是火上加油了嗎？

所以父母親要了解到，有一些事並非父母做得不夠；事實是，我們對於別人的問題所提供的幫助是有其侷限性的，哪怕這個「別人」是我們寶貝的孩子。何況過分急切的要求自己或孩子，很容易忽略已經努力的部分。

無助或無望的情緒，不是代表一定有哪裡做錯或是做得不好，其實就是一個一般人面對這種情況時的正常反應罷了。好比說當你錯過一班公車時，你會有懊惱及擔心遲到的情緒。儘管這不是好的感覺，但就是一般正常的反應。假如你夠成熟，你會知道咒罵公車無益，於是便寬心等待下一班公車到來。在飲食障礙的復原過程中，父母遭遇到的也是如此。因此如何既提供幫助，又不能讓飲食障礙症的孩子覺得自己不夠好，是需要父母高度的智慧。

7. 父母要同心。照顧生病的孩子本來就不容易，尤其是這種長期的精神疾病。在這過程當中，一定會有彼此意見不同的時候。例如，可能母親因為擔憂，而忍不住說了孩子幾句，卻遭丈夫責怪，於是發生爭執。也可能有一方受不了，而採取不理不睬的鴕鳥態度。也有可能乾脆離婚，一走了之；或另尋避風港，而出軌外遇。一旦發生這些情況，不要說孩子痊癒的機率會下降，整個家庭還會衍生更多的悲劇。

父母一定要同心，以成為孩子最重要的後盾。在過程中，父母有低潮、有爭執都是很自然的。遇到這種時候，可以尋求專業心理師幫助，也可以與孩子一起做家庭治療。

同心解決問題，凝聚家人的力量，是一件美好的事。以後回首卻顧來時路時，才會有「我們一起打過這美好的一仗」的感覺。

8. 陪伴、愛、同理、信任與包容。為人父母者習於指導孩子，教與正確人生態度，例如：如何與人交往、如何擇偶、如何就業，甚至如何感受。尤其在我們的文化裡，父母師長是十分具有權威的，但是，如果父母一直想要「告知」飲食障礙症的孩子該如何做，或不要如何做，要這樣想、而不要那樣想的話，是把複雜的事過度簡化了。

人都是希望自己的感受被認可、被接納的，對於飲食障礙症的孩子也是如此。即使我們知道，他們對自己的認知、自信度、身體形象感都不正確，也要先尊重他們的感覺，絕非批判性的否定。尊重他們的感受，再慢慢的引導進入下一階段的改變，這樣做，阻力才會比較小。

尊重他們，不代表你同意他的認知。我們參加會議時，一定曾遇到這種情況：有領導力的人，不會只是教訓別人、一定要別人聽他的，因為弄成了一言堂，大家都沒有受到尊重，個個心裡不痛快，會議就難以有建設性的結論。父母在面對患兒時，亦是如此。想一想，他的聲音有沒有被你聽到？你有沒有保持一顆尊重、不批判的心？有沒有讓他覺得他是值得被重視的？有沒有設身處地的體會他的感受？如果他還沒有好，你有沒有逕行認定是他不夠努力？問問自己：你相信他的努力嗎？

經常思考自己面對孩子時的反應有沒有不恰當的地方，對整體的狀況是加分還是減分？如此一來，久而久之，你在處理問題時就會有更成熟的技巧。

包容不是縱容。在罹病過程中，父母若是感到困惑、疑慮，一樣應該提出來討論。比較理想的狀況是於家庭治療師在場時提出來討論。藉著他的專業，氣氛會比較平和，雙方也比較可以學到東西。

許多復原了的飲食障礙症患者在談到什麼是他們康復的最大助力時，多表示是周遭重要人物的陪伴、愛、同理、信任與包容。不是醍醐灌頂般的演說，不是時時的耳提面命，也不是什麼靈光乍現的開悟。因此，父母若有一個開放的心靈，去充分了解這種疾病，不故步自封，也不自以為是，以一顆真誠的心去愛，去包容，再加上耐心的等待，才有美好的未來。

如何面對其他的孩子？

父母不要忽略家中其他的孩子，不可以只把焦點放在飲食障礙症患者一人身上。兄弟姊妹真的很難不受患者的病情影響，因此如果可以把他們納入支持系統內，會是一股正面的力量。以下是依據不同年齡層的其他孩子，提出一些建議。

◆面對年齡較小的孩子

假如家中的氣氛可以保持和諧，那麼不解事的弟妹暫時還不會受到影響。再略大一些，例如小學階段的弟妹，因為學校及父母對他們的營養教育才剛起步，不免會因患者的表現而心生疑惑，家長就要多花心思來處理。

無論是厭食或暴食，如何向較小的孩子解釋真是個頭痛的問題。哥哥姊姊在做的事，我為什麼不可以呢？如果家中有人總是抱怨自己的身材太胖，如何建立起弟妹正確的身體形象感呢？如何向年幼的孩子解釋這種疾病呢？如果家庭活動因患者行為或就醫時間而受到影響時，又該怎麼做呢？

家長真的很難告訴小學階段的孩子關於兄姊的厭食或暴食行為，然而弟妹需要有好的模範，家長也必須在適當的時機裡給予營養教育。此時可以雙管齊下，一方面與患者溝通討論父母的擔憂，一方面則用簡單的詞句向弟妹解釋患者的健康問題。

盡量鼓勵患者自己提出解決的方法，因為這樣做可以鼓勵他替弟妹著想。同時由患者提出來的方法，對患者本身也比較沒有壓力，會比較可行，例如與患者討論，如果他暴食時，應該怎麼做才不會影響弟妹（其實絕大比例的患者是祕密進行的）。也與患者討論，什麼樣的話題在家中是不被認可的，例如：胖瘦、食慾、減肥等等。他如果想談論，父母歡迎他在什麼情況下討論。假如患者不願進食的時候，他自己如何向弟妹說明這個行為。在討論的過程中，要是有疑問，父母應和患者一起與治療師討論，協調出一個大家都可以接受的方法。

患者在吃飯時，若無法與家人一起進食，或挑剔食物，或進行自己的儀式（把食物切成小小片、拖延不食）時，可以讓弟妹把餐用完，請他們先離席。並告知以兄姊身體不適，故不能及時用完餐點。但是要向弟弟妹妹說明是什麼樣的不適，則必須先與患者討論過，徵求他們的同意，以一種大家都能接受的方式來說明才好。一方面尊重患者的隱私，同時讓他明白，他也必須尊重周遭的人。

比較難處理的是患者處於無病識感期或否定期時。此時患者對於自己的胃口控制力是沾沾自喜的，即使這種快樂的控制感起伏不定，且經常伴隨痛苦及無助。但是若處在此階段，周遭的人是很難介入的。因此很難向其他年幼的孩子解釋這些行為。此時，父母要思考，自己有沒有足夠的時間與能力去帶領一個患兒及其他幼兒。如果在時間與能力上難以處理時，我們往往會將精力放在生病的孩子身上，而讓相對健康的孩子自理生活。如此一來，造成手足間的忌妒與不滿，衍生日後更多困擾。所以在這種情況下，有時是必須尋求外援的。可以在某些特定的時間上做些安排，以免手足間干擾太大，例如：放學後，弟妹可以委請祖父母代為照顧一下，並提供餐點，或是協助患者安排自己的活動，讓父母可以分工合作，完成對其他家庭成員的照顧。也要有一些固定的全家活動時間，以鞏固家人的情感。

總之，同時照顧飲食障礙症孩子及其他年齡較小的孩子，對父母是一個嚴峻的考驗。父母應盡量以平常心來處理日常家居生活，任何地方有困擾、有疑惑，就由家庭治療師協助解決。適時向外尋求幫助，無論是自己親戚、朋友，或是保母，都可以稍微幫忙鬆弛一下緊繃的神經，都是很重要的。

◆面對年齡相仿的孩子

因飲食障礙症好發於青春期或青年期的孩子，這裡所談年齡層相仿的手足也設定在這個年紀。一般青春期的孩子在知道手足間有人罹患這一少見的疾病時，因感受到家庭氣氛的改變、作息的不同，以及眼見患者怪異的行為時，其他手足可能會有的負面心理反應有：

害怕：兄弟姊妹中有人罹患飲食障礙症，那我呢？我會不會是下一個？其他人呢？如果還有其他人得病，這個家會變成什麼樣呢？會不會遺傳到下一代呢？種種的擔心害怕不停的在他們心中翻騰，無法寧靜。

傷心：以前熟悉的兄弟姊妹變了，以前的親密也不再了。家庭的氣氛也很不同，沒有那麼輕鬆自在了。也會因看到手足和父母遭遇的痛苦折磨而傷心。也可能幫不上忙而難過。凡此種種都會使得他們傷心不已。

憤怒：父母的焦點可能放多一些在患兒的身上，其他孩子可能感到不平而憤怒。也可能因家中的活動、飲食，甚至經濟狀況都受到影響而生氣。也可能因患者在其他場合的行為舉止、身材、穿著引人側目而發怒。部分的孩子也可能因看到父母為患者操心不已，而氣憤的指責患病的兄弟姊妹。

- **逃避**：有些手足也許因不知如何是好，害怕面對患者，或一些不愉快的經驗使得他認為自己只會把情況弄得更糟，因而選擇了逃避。也許只是關在房間裡做自己的事；也許就在外面停留，減少彼此相處的機會。
- **罪惡感**：有些手足也許會以為患者罹病的原因可能與他有關。因為在討論飲食障礙症時，有時會提及兒時的某些遭遇，兄弟姊妹中也許有人會對號入座，罪惡感於焉而生。另外有些手足可能會對自己有時生起對患者的厭惡心而感到罪過。
- **挫折**：飲食障礙的漫漫復原之路，會使相關的人感到挫折，手足也不例外。不管自己如何支持勸慰，卻總是好好壞壞，手足間的張力時大時小，很容易帶來挫折感。

這些心理反應都是很常見的。而且會混雜出現在治療的每個階段。無論其他孩子再怎麼想要支持幫助，出現這些反應都是正常的。家長要時常提醒自己，有沒有忽略其他孩子的的需求，或把自己的壓力加諸在他們身上。

家長在面對其他已經懂事的孩子時，可以採取以下做法：

疾病說明：用一種比較正式而誠懇的態度，備妥相關資料，以家庭會議的形式來說明。包括飲食障礙症的知識、現在的治療狀況、家庭生活可能有什麼改變、需要其他成員何種幫助等等。如果患者願意出席，那是最好的。但在向其他孩子說明前，應與患者詳談，把要公開說明的事項先溝通好，以免發生不愉快，橫生枝節。如果患者拒絕出席，那最好徵得他的同意，可以由家長代為說明。應委婉的讓患者了解，如果不讓兄弟姊妹明白的話，會使得父母更難處理，而他本人也會減少支持的力量。但是也有可能，患者堅持不把自己的疾病公開，父母也只能尊重他。但在往後的日子裡，可以再向患者提出與兄弟姊妹說明的必要性。因為家中的成員是如此緊密的生活在一起，幾乎不可能隱藏問題，說明開來才是上策。

家庭治療：一個完整的飲食障礙症治療，家庭治療是不可少的。盡可能把所有家中成員包含進去，不要只有父母參與而已。互相幫助支持才是一家人，因此父母應好好與其他孩子溝通，一起參與家庭治療。

個人時間：不要忘了與其他孩子單獨談心。他們面對手足的問題，壓力也很大。如果可以與他們私下談心，彼此更能互相體諒。

我們沒有資源協助，如何單打獨鬥？

雖然我們一直強調尋找專業協助的重要性。但是，現實的問題是專業人員並不好找，學有專精的更難。有時候，即使找到了，彼此之間無法建立起互信的關係，或患者怎麼樣都不願意就醫也是常見的事。家長一定會希望有一本書，最好像標準作業流程一樣，可以逐項照做，好盡速幫助患兒。但是，偏偏飲食障礙症是一種特殊疾病，牽涉到生理與心理層面，每個家庭的背景不同，父母孩子的性向也不同，這種種都增加了困難度。不過當資源不足時，家長自然而然成為最重要的支持者了，有時候也很無奈的一定要單打獨鬥了。

我們就從最基本的節食問題開始，再漸漸進入飲食障礙症患者的餐點處理。

◆當孩子因為想要減肥而節食時

相信有不少的父母聽到孩子要減肥時是很高興的，因為許多父母把減肥當成是符合社會標準的行為，以為孩子減肥後會更好看，將來更有希望。請千萬不要有這樣的想法與做法，不管你的孩子有沒有飲食障礙症，一旦如此，你都是在強化他以為外表重於一切的認知。

1. 瞭解孩子的想法

首先，與孩子討論減肥的動機。

他是怎麼看自己的身體的？有人嘲笑他嗎？

他為什麼覺得自己需要減肥？基於外貌的理由還是健康的因素？

他的自信心如何？身材尺寸對他的影響是什麼？

接著，與孩子討論他對「減肥」這個行為的看法。

他對於目前家裡日常食用的食物有什麼看法？

他是否了解減肥對身體的影響？

在討論中了解孩子減肥背後的故事，也要知道他對這個行為的認識正不正確。

2. 反省自己的言行舉止

親愛的父母，你愛護自己的身體嗎？你有沒有嫌棄自己或他人的身材？你有沒有告訴孩子內在美比外表更重要，並且真心以為如此，而非說一套、做一套？你有沒有總是嚷嚷著要減肥？你有沒有良好的飲食習慣？有沒有把吃東西當成是安撫壞情緒的手段？你準備食物的方法與心態為何？頻率如何？總是買便當嗎？經常吃速食嗎？把進食當成是重要而且愉悅的事嗎？還是經常草草了事？配電視吃嗎？還是各吃各的，誰也不理誰？

因為你一定要以身作則，孩子才願意接受你的指導與幫助。你是孩子最初也是最重要的學習對象，因此反省自己的言行舉止，同時建立良好的模範是很重要的。

3. 了解實際狀況

他的飲食情形如何？他用什麼方法來實行減肥？他只是說說罷了，還是已經用一些不當的方法？有些時候，孩子會祕密的進行節食，你要仔細的觀察。

他的體重有無劇烈的上下變動？這樣說並非要你去詢問孩子，而是希望你仔細觀察，有沒有不當的節食行為在祕密進行中。有沒有身體上的危險性？他的情緒、人際關係、體能、睡眠、學業等方面有沒有變化？

4. 做正確的事

當大家都在減肥時，不要人云亦云，不要把聽到的、看到的都照單全收。更忌諱一聽到吃什麼會減重、做什麼會苗條，便整天在家嚷嚷，或者馬上照著做，完全沒有省察力。家長心中總要想著，自己要做正確的事。

◆孩子應該不是飲食障礙症，但飲食行為已偏離正常時

根據第一章的診斷條件評估，這種情況並非飲食障礙症，而是障礙性飲食。但我們仍必須很小心的處理。正如前述所言，約有百分之二十至三十的障礙性飲食者，最後成為飲食障礙症患者。這並不是說偏離正常的飲食行為一定會造成飲食障礙，而是說這裡面有人有成為飲食障礙症的可能性，我們應即早發現、即時處理才好。

偏離正常的節食行為包括：對食物、運動、飲食方法、身材胖瘦都有十分固執的想法與做法，例如：一定要吃某類的食物，一定不吃某類食物，或因為減肥之故絕對不吃某一餐，一定要跑步多久，一看到體重計上的指標就非常懊惱、不快樂。總之，日常生活已經被減重這件事弄得十分不快樂，計較體重到神經兮兮的程度。

如果是這樣的話，以下是幾個家長可以怎麼做的建議：

1. 選一個適當的時機，大家好好的談論一下。也許孩子會否認、生氣或羞愧，所以要注意你的語氣，確定他可以感受到你的愛與關懷。
2. 溫和的提出你觀察到的現象，不要空泛的評論。

3. 你自己必須對減重有正確的認識，然後根據你的知識來討論。（可參考第二章）
4. 在良好的討論氣氛下，找出他願意試試看的步驟。記住，從簡單的步驟開始。例如：花三十分鐘以上的時間，全家一起吃晚餐，希望他可以與其他家人吃大約相同份量的食物。
5. 建議他如果情緒不佳時，找父母、家人或朋友聊一下，而不是以不吃或大吃來代替。
6. 成為孩子的「運動夥伴」，一起做適量的運動。早睡早起，也一起商量正餐之間的小點心。
7. 幫助孩子建立自信，使孩子了解到自己真正的價值不是由身材及體重來界定。幫助孩子找到他的興趣與長處，從而認識與肯定自己。
8. 小心你傳遞的訊息，注意自己有沒有說出一些可能導致誤解的話。例如：「我好胖，真是醜死了」、「太肥了，不可以再吃了」、「這麼甜，吃下去會肥的」、「真羨慕某某，身材好極了」、「好極了，你比較瘦了，或比較胖了」、「看到某某了嗎？他變得好胖」等等。把焦點轉回健康快樂上面，並且以本身為例（多用第一人稱來敘述），而不要空泛的說教，或替孩子發聲。例如請說：「吃油膩的東西，我常會拉肚子，雖然好吃還是適量就好。」「吃慢一點，讓我更能品出食物的原味。」「大家一起準備餐點，一起吃，既衛生又健康。」「某某做了一件好事，我應該多向他學習。」

9. 隨時尋找恰當的時刻討論並做機會教育，經常反躬自省。其實父母本身也有許多觀念上的誤解，因為社會正是如此傳遞訊息給我們的。現在，父母要去質疑這些觀念，建立自己的價值體系，還要帶領子女走對的路。犯錯是難免的，只要經常反省，就會朝正確的方向去。

10. 協助孩子表達情緒。障礙性飲食問題與情緒表達欠佳有很大的關聯。有時候父母親也應檢討，自己是不是總是阻止孩子表達他的情緒？例如，當孩子與人發生爭執時，父母有沒有總是勸他息事寧人，不要與人計較？在孩子還沒懂得適切表達情緒，或不能放心的表達各種情緒時，這種做法往往會讓孩子以為有情緒是不對的事。因而在他一有情緒反應時，就想辦法消滅它，「吃」就是一種被用來表達情緒的手段，控制吃與控制不住的吃都可能發生。我們應該先讓孩子表達他的情緒，並接受他的情緒反應，然後再討論如何因應。甚至，如果孩子不會表達時，還要幫助他說出來，千萬不要把所知道的人生大道理，一股腦澆灌在孩子身上。

在他不知如何表達情緒時，你可以間接教導。例如：「你是覺得很生氣，還是害怕，或是尷尬？媽媽經驗過，因為害怕做不到，就生氣。你覺得你有沒有可能是這樣？」或是「你聽起來很委屈，你心裡怎麼想的？」把適當的形容詞傳遞給孩子，讓他學習如何表達應用，才容易被了解。

不論哪一個小步驟，都以不批評的和煦態度去做。身邊有言行一致的良好示範，是將障礙性飲食行為導向正常的最佳之道。

◆孩子極可能是飲食障礙症，卻沒有資源幫助時

假如你認為你的孩子已經符合第一章中飲食障礙症的診斷條件時，父母能做什麼？在我們進入以下建議以前，有一個重要的前提你要先做到。那就是：無論你的治療資源如何缺乏，也一定要找到醫師或心理師，尤其是精神科醫師，幫你確定診斷。也許長時間治療的困難會阻礙你們就醫，但診斷所需時間並不久。因此，你應該克服困難，尋找專業人士幫你確定診斷，才不致於弄錯方向。假如孩子可以一同就醫，那是求之不得的事。要是他不願就醫，你仍然可以由尋求專業意見的角度，請醫師提供他的看法。

雖然我們現在談論的是沒有資源協助者，但這不代表你無法尋求正確的知識。也可以先與家庭醫師談談，不論是談身體現在的狀況，或是進階談論到有沒有可能是飲食障礙症都可

以。如果家庭醫師非專長於這種疾病，同時你也無法被轉介到資源豐富的地方，那麼你一定要請教醫師在何處可以取得正確的訊息。什麼書?什麼網站?在你取得資料以後，最好還要再度與家庭醫師確認一下。因為錯誤的訊息將會火上加油，變得更棘手。

1. 假如你的孩子非常虛弱，那你別無他法，要立刻帶他上醫院。無論醫院是否專精於治療飲食障礙症，救命要緊。其餘的問題留待健康情況好轉再說。
2. 如果孩子並非處於緊急狀況，那麼就開始計畫，運用良好的溝通技巧（見本章「我做錯了什麼嗎?怎麼會發生在我孩子身上?」一節），討論彼此對疾病的認知（見第一章）。溫柔但堅定的讓他知道，全家人都願意幫助他。希望他也能下定決心要治好飲食障礙症。

這說來容易，做起來也許困難重重。我們都同意青春期的孩子不好溝通，偏偏飲食障礙症就好發在此年齡層。因此，與孩子溝通這件事，父母要慎重以對。父母倆必須先討論過，怎麼起頭，怎麼說明，遇到孩子否定時怎麼因應，事先設想孩子可能提出問題，以及應該如何回答他的疑問等等。這些都應先準備好。例如：如果孩子否定時，父母之一可以說：「聽起來你不認為這是一個重要的問題，但是我們很重視你的健康，我們應該聽聽專家的意見，以免延誤治療。」

若遇孩子繼續強烈否認時，另一位父母則接下去緩頰：「我們真的很關心你，也許大家可以再想想，再觀察一下，下個星期再討論一次，大家認為好不好？」

慎重以對，事先準備，可以達到最好的效果。千萬記住要冷靜平和的溝通，因為沒有對錯，只有愛與互助。你要確定你傳達了這一點，也要確定孩子明白你的心意。

如果他對飲食障礙症不了解，或缺乏病識感，或害怕恐慌，那麼首要之務，還是在於與他一起閱讀相關資料，並慢慢討論親子雙方看法不一致的地方。等到逐漸理出一個頭緒後，才能平靜的進入治療階段。

3. 如果孩子沒有改變的動機，也就是說，他同意他的飲食狀態不正常，但就是堅持自己的模式，沒有意願想要恢復常態。此時，父母也將處於一個困難的狀況。因為他不想改變。說「不想改變」，其實是太簡化了飲食障礙症，對孩子也不公平。也許應該說，他是被飲食障礙症所操控而無法改變。有一些人雖受制於厭食或暴食，但了解到這些狀況剝奪他的心智與快樂，因此有求救的想法，即使求助於他人比撕裂傷口還要痛苦。但是有時候飲食障礙症患者會覺得好像有另一個人住在他的軀體內，不停的命令他不可以吃什麼，或者責罵他吃了什麼。此時孩子很難抵抗，因而看起來像是不想改變。當然，對有些人來說，一定要擁有飲食障礙才覺得有控制力的，也會不想改變。這些都不能簡化成「不想改變」而已，而必須進一步去深入了解。

不過，無論關於飲食障礙的專業資源如何貧乏，也一定要有醫師幫孩子注意生理健康。飲食障礙症衍生的問題很多（見第一章），有時候孩子若知道身體已被影響到什麼程度，或許可以讓他願意改變。前面說過，飲食障礙症表現出來的問題不只是「眼中所見的行為」而已，因為那只是患者用來「解決潛在問題」的手段。所以你要把精神放在了解孩子的感覺與情緒上。

4.與孩子定下一個知心時間，聊聊彼此心中感受。飲食障礙症的孩子在情緒表達上比較有困難，要盡量協助孩子表達出來。情緒無所謂對錯，但如何去面對又是另一回事。家長千萬不要跳進去批評，例如不要說：「沒有什麼好生氣的。」而應當說：「這真的讓你很生氣。」不要說：「老師這樣說是為你好，不需要覺得難過。」而要說：「老師這樣說，你真的很難過。」如果情緒沒有表達，或不知如何表達，壓抑的結果就會用不正常的飲食行為來紓解。在此同時，家長也可以試著歸納出使孩子情緒不穩的事件及與飲食障礙症的相關性。

5. 讓孩子吃得營養、健康的長大是父母最大的滿足，也是責無旁貸的事。但對有飲食障礙症孩子的家庭卻可能變成艱難的挑戰。如何做得成功，關鍵在於：態度與計畫。

態度要平靜但堅定，不要情緒化。你可以平靜的敘述吃得太少或營養失調的結果，但不可以指責他這樣的行為多麼讓父母傷心與不孝。加重他的罪惡感，只會使他陷得更深。你也可以平靜的說，如果失去健康，也許導致他不能做什麼事；而這些事只要他的健康恢復，他都能去做。

事先計畫的目的在於降低餐桌上的衝突。如果你有營養師諮詢最好，如果沒有，就用你的常識判斷，就像平時你為家人準備餐點一樣。記住！你餵養的對象是你的孩子，不是飲食障礙症這個病，因此不要從他的「安全」食物範圍去準備。在週末時，與孩子先行討論一下餐點的內容，也要包括點心。這些孩子很害怕突發的狀況，事先的溝通會讓他們心安一點。例如你計畫早餐的內容大約是優格加土司、全麥饅頭加豆漿，你可以提前告訴他，然後看看他的意見。並不是要取得他的認可，而是把你為什麼這樣設計的理由告訴他，歡迎他也提供意見。

進食的環境也很重要。你不是來監督他的，當然你要注意他的進食情形，但並非在一旁虎視眈眈，而是暗地留意，且柔和的提醒，盡量有正常的進食氣氛。

餐後安排一些輕鬆有趣的共同活動，來轉移他的注意力。相同的，這些也要有計畫。事先大家都已經知道了，可以避免突發事件，例如：週末時就討論好，週間晚餐後會有二十分鐘的電視新聞時間，或有三十分鐘的棋藝時間等等，週末活動亦然。當然一般狀況是不會如此平順的，也許會遭遇到拒絕、爭執或冷漠以對。提醒自己，你戰鬥的對象是飲食障礙症這個病，而不是你的孩子，他也是受害人。永遠要有同理心。

因為孩子有很大部分的時間是在學校，因此如何讓老師了解這種疾病，並取得老師同意來協助孩子也是重要的。如果午餐時間老師可以陪同孩子進食，或者至少協助留意他進食的狀態，應該都會有幫助。另外，如果功課是一個壓力源，可以與老師及孩子三方會談，看看什麼樣的安排是大家可以接受的，例如：功課量降低一點，考試時可使用的時間多一點，或有些功課延後到寒暑假再完成等等。

6. 注意孩子上網的狀況。有的時候孩子會因為覺得無助或不被了解，轉而在網路尋找慰藉。這樣的話，不只是使得他們更封閉自己，最怕的是他們在網路上獲得不當的「支持」，合理化自己的行為，甚至獲得「鼓勵」而變本加厲。

7. 尊重孩子的隱私，孩子如果不願意讓別人知道他的問題，你要尊重。不過如果你們實在處理不來，需要協助，也應該誠實告訴孩子，取得他的諒解後，再開口要求協助。

最要緊的是，哪怕現在你仍處在孤軍奮戰中，還是要繼續尋找專業資源。因為飲食障礙症並不好處理，你一定需要協助的，起碼要有可以諮詢的對象才好。即使現實環境裡暫時找不到，你可以依據前面的章節說明先開始處理，但是一定仍要繼續尋找才明智。

此外，照顧好孩子的重大前提是先照顧好你自己。與配偶互相支持，互相勉勵，多多溝通。話出口前再想一想，計畫做好再執行。這個旅程經常耗時很久，無法立竿見影。因此，寧願準備周全，切勿因急功近利，反而漸行漸遠。

❶ Shisslak, C. M., Crago, M., & Estes, L. S. (1995). The spectrum of eating disturbances, *International Journal of Eating Disorders, 18* (3), 209-219.

Chapter 4.

給師長的關懷指引

- 如何發現有飲食障礙症的學生？
  身體方面／情緒方面／學習方面／行為方面／有懷疑時該怎麼做？
- 如何幫助飲食障礙症的學生？
- 學校如何預防飲食障礙症的發生？

在學校中，因為學生人數眾多，而且師生也不是緊密的生活在一起，因此會比較難發現飲食障礙症的種種表現。但是仍然有許多的線索可以發掘。不過，為人師長者要先對這種疾病有基本認識，才不至於錯過辨識及早介入的時機。因為飲食障礙症是一種生理問題與心理問題混合的複雜疾病，辨識出它的重要性絕不亞於糖尿病或腎臟病等我們耳熟能詳的疾病。在這個人人都減肥的時代裡，我們很輕易的會把吃得很少或過量，看成是個人的選擇罷了。就算「吃」的問題再過頭，也往往歸咎於學生不成熟的緣故。但是事實上，「吃」的問題只是浮在水面上的冰山一角而已，為人師長要能辨識出隱藏其下的問題。

如何發現有飲食障礙症的學生？

可以由四個方面來注意：

◆身體方面

● 體重變異過大。學生的體重突然減輕，或突然增加；或更明顯的是，一下很瘦，一下很胖，就要提高警覺。這樣的說法很籠統。因為在成長階段的孩子，尤其是身高竄高的前後，就可以在身材上出現很大的變化。但是這只是一個警訊，幫助我們觀察有無其他的相關問題出現。並非要就此就做出診斷。

- 毛髮稀疏。體重降低過劇，會有掉髮的可能性。仔細觀察，也許可以看到一些不同。
- 經期消失。師長可能難以察覺，但是有懷疑時，可以請保健室護士詢問。
- 容易暈倒，冒冷汗。極度控制食慾，可能引發低血糖、低血壓，因此可能暈厥、冒冷汗。
- 經常抱怨肚子不舒服，尤其接近進食時間時。如果次數頻繁，更因此經常無法吃中餐的話，就須留心觀察。

◆情緒方面

- 情緒不穩。也許躁動、不能專心；也許易怒、容易哭泣或生氣。
- 表情改變。也許很神經質，好像時時警覺著，但也可能比較呆滯。
- 看起來孤單落寞。因為太多思維被食物占據著，與別人交談的時間減少，再加上對自我身體形象很差，故不敢與人在一起，而顯得落寞。
- 對自己出現許多負面評價，也可能會取笑別人身材。

- 容易感到挫折。

◆學習方面

- 不能專心，學習表現與以前差異很大。
- 活動力下降，有時也許相當倦怠，課堂上的參與度也下降。
- 缺席率上升。
- 功課遲交，用許多理由搪塞。

◆行為方面

- 也許有過度運動的情形，例如：下課後一直跑操場。
- 也許書包裡放了許多零食，有時不停的吃。
- 中午午餐時可能避免與他人一起進食。
- 不停的談論食物，也可能不停談減肥或討論身材。
- 常藉故上廁所。
- 穿著不合季節的寬鬆外套。

- 抱怨自己很胖，與真實情況不符。
- 對食物的營養知識非常豐富，談起營養素及卡路里頭頭是道。
- 也許過重，但好像看起來沒有怎麼在吃。

◆有懷疑時該怎麼做？

✽與學生在輕鬆，平和的氣氛下談話

這些孩子大部分都很敏感，對自己要求很高。如果在一種嚴肅的氣氛中交談，他很容易解讀為自己很不好，就會退縮，以致於無法進一步溝通。所以營造出平和的談話氣氛是很重要的。

✽不要下診斷，找機會和他討論

要談論你觀察到的現象，並讓他知道你很關心也擔心。例如：「老師發現你瘦很多，好像食慾也不好，你有沒有覺得哪裡不舒服？」又例如：「老師很想幫助你，因為我感覺你最近不容易專心，功課也有些退步。你自己有什麼想法呢？」或者說：「老師最近發現你好像很在意身材，你覺得你的身體有什麼變化嗎？」如果學生不願意談論，也要讓他知道，一旦

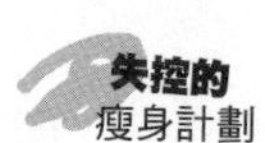

他有困難，你隨時歡迎他來討論。在這種情形下，老師可以再觀察，然後按情況再度找學生討論。

✽請家長一同會談

如果學生仍舊不願談論，而你覺得他有罹患飲食障礙症的可能性，可以讓學生了解，為了他的健康，你將找家長一起來會談。如果學生願意告訴你問題，而你也認為他有罹患飲食障礙症的可能性，要讓學生知道，你必須與他及家長一同會談，以便找出最好的方法來幫助他。如果學生強烈反對告訴父母，若他的身體狀態還良好時，可以一起商量在什麼條件狀況下，你有一定要告知家長的責任，但在此之前，你願意在能力可及的範圍內協助他。不過，一旦某些條件狀況出現時，你必須告知家長，舉例來說，他必須正常上下課，按時交作業，中餐可以正常的在校內吃營養午餐，固定讓校護檢查身體狀況；倘若任何這些項目之一出問題，那麼老師必須要通知家長，好共同協助他。

如果你與家長會面時，學生不願意在場；那麼要先讓他知道你會與家長說些什麼，不會與家長提及什麼，讓學生知道你與他的立場是一致的。

會談時也勿下診斷。會談時大家只溝通觀察到的異狀，老師不應下診斷。如果家長能了解這些情形是應該要重視的，則應該建議就醫，由專業人士來下診斷。如果家長絲毫不以為意，那老師也可以做記錄，以表善盡告知義務，並由輔導室或校護一起關心。

✻以同理心及支持的立場來會談

討論你觀察到的現象，表達你的關心，切勿批評、責怪。如果家長要求，可提供就醫訊息。如果家長對子女的問題採取否認或不滿的態度，也不要太過堅持己見，應保留未來仍可繼續對話的可能性。例如：「您的感覺好像是他應該沒有什麼關係。我了解您的看法，不過為了確保孩子的健康，我想我會持續的注意孩子，也請您一起留意。」如果家長過度驚慌，也會引起孩子的不安，應適時安撫，可以建議等醫師診斷出來，再一起討論家庭與學校可以怎麼合作來幫助孩子。

如何幫助飲食障礙症的學生？

如果學生已經被確定診斷是飲食障礙症時，那麼師長可以在以下幾方面給予協助：

✽與家長及學生詳談

會談時學生在不在場都可以，可以的話，討論兩次更好。一次單獨與家長會談，另一次則家長與學生都在場。因為有些現象是家長在家中觀察到的，也許會影響到學生的自尊，並不適合在學生面前向老師提起。但這些訊息又可能對疾病的觀察很重要，那麼分開會談是需要的。但是，要讓學生知道有這件事，不要祕密進行；否則學生知道後，會覺得沒有人值得信任。總而言之，與家長討論的前提是：讓學生知道大家都是他堅強的後盾，家長與老師都是無條件的接受他、愛他、幫助他。

✽三方須同意在哪些情況要立即通知家長

這一點是很重要的。大家都必須對何謂「危險」的情況有一個共識，尤其是學生本人更要了解，每個人都是基於愛護他的緣故，故而要盡力保護他，所以大家必須密切聯繫。要把焦點放在身體狀況，而不是行為，例如不是他吃的太少而通知家長，而是他有冒冷汗、臉色蒼白等現象須就醫時；或例如有多少次功課遲交、上課不專心或情緒不穩時就要與家長聯繫等等。在討論時以一種同理的心態，家長與學生便能感到安心。大家有共識之後，遇到「危險」狀況，便有應變的準備。學生、家長與學校三方對某些狀況也有必須對話的心理調適。

✻輔導室老師定期會談

大部分學校設有輔導室。輔導老師應與學生的治療師聯絡（在家長及學生的同意下），雙方交換意見，商量出各自的協助方向，並一起合作。輔導老師隨後與學生訂出固定的輔導時間，並讓學生知道，只要他有需要，輔導室大門會一直為他開著。

學校如何預防飲食障礙症的發生？

研究顯示學校教育在預防飲食障礙症的發生上有一些效果。一般認為，課堂上的教導，對建立正確的身體形象感有幫助，但如果沒有持續進行，效果就會逐漸消退。因此，學校的所有教職員，應該都要對預防飲食障礙症有基本的認識，「經常性」的把正確的概念帶入課程中。

✻老師做學生的典範

如果學生遇到一個總是抱怨自己身材並常常談論減肥經驗的老師，那麼就會強化學生對自己身體的不滿；如果已經是飲食障礙症的學生，則會加重他的罪惡感，也會刺激他強化異常的飲食行為。所以師長應該思考自己本身的想法與做法是否正確，並勉勵自己成為一個良好的示範。

✻糾正學生口語上霸凌同儕的身材

學生很容易根據身材來替同學取綽號，例如大胖子、肥仔、瘦皮猴、肥豬等等，屢見不鮮。老師應正視這個問題，不允許學生以這樣的方式霸凌同儕，且應在事件發生的同時給予學生機會教育，包括身體形象的認識、校園秩序維持、尊重他人等等。把握住每個機會實施觀念上的指導，正確的觀念才能根深蒂固。

✻身體意象教育課程（參考第二章）

我們的社會受西方影響，瀰漫著一股莫名的「瘦比較美」的壓力。如果老師可以在言談中鼓勵學生愛護自己的身體，仔細聆聽身體發出的飢餓與飽足的訊號，而不要把外表當成唯一價值取向以及吃多少的決定因素，並多多涉及身材尺寸與個人的存在價值無關等觀點。這些「身體意象」教育逐漸可以成為他們對抗社會及媒體給他們的錯誤觀念的武器，並據此建立起自信。

✼心理教育課程

前面反覆提及，飲食障礙症的行為只是表象。學生因生理或心理因素，無法處理自己的情緒反應，而轉由控制食慾來控制自己。心理教育課程（psycho education）將指導學生如何紓解情緒，如何建立自信心，如何與別人溝通，如何接受自己與他人的不完美等等。由基本的心理衛生教育著手，更能治本。

✼飲食教育及營養教育

以科學研究的結果做基礎，從心理學的角度來說明：何謂均衡的飲食、減肥所造成的負面影響、食慾是如何與我們的情緒連結在一起、要怎麼吃才能達到愉快又健康的理想狀態等等。並讓學生有機會主動討論錯誤的媒體觀點，使他們練習用自己的想法去對抗扭曲的社會觀點，幫助他們更有主見。

✼請校外專業人員做飲食障礙症的教育演講

這些飲食障礙症演講可以是針對學生，也可以是特別講給老師、教練、護士或輔導室及家長聽的。經常接受新知，並了解疾病的盛行率及發生率，會讓大家更有概念。

✻提供良好的進食環境

學校不要縮短午餐時間來小考，或允許學生邊吃午餐邊準備考試；讓學生有時間去體會身體發出的飢餓或飽足的訊號，且愉快的進食。

✻福利社不要販賣強調減肥的食品

福利社該販賣什麼樣的食品，教育當局、學校以及家長團體，已經進行諸多討論。但無論是決定哪幾類的食品可以進入學校販賣，均不宜是鼓吹減肥的食物。如果學校販賣的食品也強調低卡、不發胖，那豈不是鼓勵孩子這樣做？福利社的大原則應該是提供新鮮的食物，並促進均衡的營養。

✻視量體重為隱私

學校有記錄學生生長發育情況的責任，但是我們習慣全班排隊公開進行，這對於某些孩子而言，是相當窘迫或羞恥的事。一般的孩子都可能感受如此，遑論有飲食障礙症的學生，他們可能因此而加強異常的飲食行為。因此，最好是在保健室裡單獨測量，只有護士與學生本人知道。

❇提高警覺

聽到學生經常談論減肥時，不要以為只是愛漂亮。發現孩子經常精神倦怠時，不要只想到生理疾病。學生成績退步時，也不要以為一定是學習能力欠佳或懶惰所致。凡此種種，均在說明一件事：飲食障礙症會以不同面貌變裝呈現。倘若我們想在事態變嚴重前就阻止它發生，唯有將它放在心上，時時提高警覺。

❇學生支持團體

在歐美國家，因飲食障礙症的發生率不斷上揚，且罹病的年齡層越來越廣，所以飲食障礙症學生支持團體在歐美大專院校裡幾乎是一個常態的組織。由專門的輔導老師帶領，大家一起努力，互相鼓勵。因為臺灣社會對於飲食障礙症認識還不夠，所以學校的角色就更重要。如果高中以上學校發現罹病學生人數不少，也可以將之組織成支持團體。但是一定要有專業人士及專門負責老師帶領。

如果學校師長能對飲食障礙症有更多了解，就可以提供一些預防措施。如果對於罹病的學生還能協助治療的話，也許我們就不會像西方國家一樣有那麼高的盛行率。那將是大家的福氣！

Chapter 5.

給手足的貼心叮嚀

- 我發現有些事不對勁，他怎麼啦？
- 我應該怎麼做？
- 我也會罹患這種疾病嗎？

我發現有些事不對勁，他怎麼啦？

每日與你的手足在一起，你覺得有些事不對勁嗎？當你選讀此書，或因緣際會閱讀本書時，是不是對這些不對勁有了一些概念和警覺呢？長久以來，他不穩定的情緒，對食物的特殊癖好，異於常人的進食行為，有沒有一個比較有系統的聯結性了呢？

儘管有了合理的懷疑，你要小心求證，並尋找專業協助，以免弄巧成拙，使得他將心扉關得更緊。

因此，首要之務是與父母長輩討論。你可以這樣對父母說：

我很關心＿＿＿＿的＿＿＿＿現象，深怕他的健康會受到影響。你們以為如何呢？

如果父母已有腹案，那麼你們便可一起尋求專業人士幫助。如果父母很擔心但亦不知如何幫忙，或者對情況毫無知悉時，你可以這樣說：

我很擔心＿＿＿＿的＿＿＿＿情況，我查了相關的書籍，提到了飲食障礙症，你們想不想也閱讀一下呢？

接著，由書本的資料，開啟對談的話題，然後尋求專業的診斷與治療。

假如有某些特殊的家庭問題，使你無法與父母師長討論，你覺得自己只能直接與患者溝通時，也是使用相同的技巧，一定要把真誠的關心在第一時間就表達出來，因為你十分關心他，因此查閱一些資料，提醒他也許閱讀一下會有幫助。

如果幸運的，你的手足已在父母的協助下就醫治療，但是你可能還是有許多的疑問：包括對疾病的疑惑，如何協助手足的疑惑，也還有對彼此未來的恐慌。那麼以下是一些給你的建議。

我應該怎麼做？

✲好好的認識這種疾病

充分了解你的手足可能罹患的是哪一型的飲食障礙症？會有哪些表現？為什麼？這些表現下隱藏的意涵是什麼，或是有無其他精神疾病與之合併發生？整個罹病的過程會如何？並且要了解他應該接受的治療有哪些？更重要的是，你還要認識到在這個過程中，他可能會有的情緒反應，例如羞愧、挫折、焦慮、憂鬱、憤怒等等。當你了解到他所經歷的種種情緒，你自然會充滿同理心了。好比如果你的手足是一位氣喘病患者，你會心疼他經常咳嗽、打噴嚏一樣，你會避免讓他接觸到過敏原。如果他不能吃冰冷的食物，你也不會在他面前吃冰淇淋，以免刺激他。飲食障礙症患者也是這樣，你也要花時間去了解這種疾病，然後深思自己的角色，以及如何協助他。

關於飲食障礙症的知識來源一定要小心。可以詢問患者的治療師，或閱讀相關的醫學書籍。但是要小心網路上的訊息，有一些沒有病識感的病人會在網路上散播不正確的觀念，於事無補。當你發現你由專業人員或書籍上得到的知識，與你在網路上取得的有牴觸時，請一定要再詢問專業醫療人士。

✻接受你有一個飲食障礙症的兄弟姊妹的事實

你的兄弟姊妹罹患了飲食障礙是一個事實，不是誰的錯，因此當然也不是你的錯。事實已經發生了，不能假裝沒有，靜下心來接受它。「接受」不是一件容易的事，尤其是對於年輕的孩子。

沒有人是完美的，當然也沒有家庭是完美的。每個家庭都有本身的問題要處理，你的家庭也不例外。我們不能稱罹患此病為對誰的考驗，這樣說不公平。但我們可以說，如果你願意去接受、去面對，那麼這一定是生命中很重要的一課。如果說，我們都希望一生中能夠能幫助到某些人，那還有比幫助自己的兄弟姊妹更珍貴的嗎？

✻參加家庭治療

家中有人罹患了飲食障礙症，每一分子都會受到影響，因此參加家庭治療是很重要的。參與的家人不但可以在治療師的幫助下，得到正確的疾病知識，疑問也可以獲得解答。但最要緊的是，如果你有什麼難以啟口或怕引爆衝突的想法，可以在此時提出來，比較安全妥當些，例如：家人一向在假期出遊，遊覽風光，拜訪親友，遍嘗美食，這一直都是你期待的活動。現在因為患者不想去，又不能讓他一個人留在家中，看來父母是打算取消行程了。你很不高興，但又說不出口，不妨藉著家庭治療師在場時，表達你的心意，共同商討解決之道。也許患者對旅行時會接觸到食物刺激的焦慮是影響他出遊的意願，那麼選擇什麼樣的餐廳，或是不是自己攜帶便當，或減少旅行天數等等方案就可以討論，以期達到雙方的意願。

另外，治療師也有義務告訴家中手足，以找出適合他們年齡層的做法來幫助患者。在家庭治療過程中，治療師可以觀察家人的互動，提早發現問題。有時你自己因患者的干擾，而出現一些情緒反應，如焦慮、抑鬱，已經表現在與家人的互動中而不自知，這也需要治療師來提醒你。

患者在家庭治療師在場時，會比較有勇氣說出心中的想法，你也可以藉此修正自己的表現。甚至當你無法負荷自己的情緒時，治療師可以適時轉介其他資源來幫助你。

✽設身處地同理看待，成為一個好的傾聽者

你既不是專業人士，閱歷也還少，因此許多時候會不知如何是好。有時自己也很無助，遑論幫助患者。沒有關係，你本來就不是治療師，別人以及你自己都不應該有這種期待與壓力。你能給予的最好幫助，其實很簡單，就是一顆願意設身處地同理對待的心。不評斷——因為如果你好好的認識這種疾病，你會知道你的兄弟姊妹不是故意的。不教訓——如果你的目的是希望患者好起來，那就放棄這種無效且具傷害性的做法。保持開放的態度來聽聽他的感受，也交流自己的感受。如果你的態度過於強勢，患者就關閉了溝通的管道。你也許希望幫更多的忙，也希望聽到他更多的心聲，但這些都唯有在他確實知道你願意設身處地同理對待時才可能發生。成為一個好的傾聽者之所以重要，是因為對於飲食障礙症患者，「求救」

是一件很困難的事。你越張牙舞爪，他會關閉得更緊。只有慢慢的靠近進行溫暖的交流，你才有機會真正幫到忙。

❊建立好的身體形象觀念，避免批評身材與體重（見第二章）

利用第二章的知識來建立你自己對飲食及身體的正確觀念。不要聚焦在減肥、食物的卡路里，更不要評論別人的身材。你要多想一想，如何才能讓你的兄弟姊妹看到自己的真正價值，更要讓他感受到你愛他。而且你愛他的原因無他，就因為你們是親手足，這是沒有其他附帶條件的，他是胖、是瘦、是高、是矮，都不影響你對他的愛與關懷。如果你認同此理，那就要避免對任何人外表的評論，尤其是在他的面前。

❊成為一個好的溝通者

無論你認為你要溝通的事情有多重要，如果缺乏好的溝通技巧，也是枉然。表達你的情緒時，盡量使用「我」當主詞，少用「你」做主詞。溫和一點，並且讓對方感到你的善意。敘事的語調盡量平靜，內容也力求與特定事件相關，不要太抽象不著邊際。例如：

○我很擔心你的健康，我覺得你吃得太少。

×你這樣一直不吃，太瘦又不健康。

○我今天感覺心裡不舒服，因為下午看到你一個人關在房間好久。

×你總是不跟家人在一起。

「總是」這個詞太空泛，而且也不正確，患者一般會反抗性的辯解「哪有？」「前天不是跟你一起看電視嗎？」或者乾脆不理你。那麼你就失去一次溝通的機會了。具體的陳述事情發生的狀況，不要想「辯論」出一個「真理」。要知道，你的手足之所以會有一些你難以理解的錯誤認知，是源自於他的疾病，而不是他。他需要的是治療，你能做的是支持，絕非言詞的交鋒。

✽成為好幫手

你也許為了親愛的兄弟姊妹罹病而難過痛苦，但是你再怎麼想介入，也只是一個幫手。你有你的人生，他也有他的選擇。所以你要把自己的角色界定清楚，才不會帶來不必要的負擔。你無力治療他，最好的狀態就是一個好幫手而已。

但是如何才是一個好幫手呢？最要緊的是，如果你觀察到有任何危險的可能時，一定要向父母或治療師報告。在危急時也要懂得求救，例如，當你發現患者很虛弱時，應當要告訴父母。如果你懷疑患者服用不當藥品，如瀉劑或興奮劑時，也要告訴父母。不要以為這樣做是背叛你的手足。不！你背叛的不是你的手足，而是幫他打擊「飲食障礙症」這個怪獸，因為你拒絕讓「它」霸凌、虐待你的手足！

如果你發現患者暈厥了，也要及時叫救護車以幫助患者。懂得留意一些危險的徵兆，就是一個好幫手！

✻堅持到底，不要放棄

飲食障礙症的復原之路是極其漫長的，沒有馬上辦就馬上好的方法。雖然在本書中一直強調這一點，你也明白了，但是你還是會希望自己的手足能不能是那個快快好起來的例外。當你有這種念頭時，要提醒自己。研究顯示飲食障礙症的復原平均需六‧三年❶（不同的研究有不同的結果），而且復發率是百分之十至三十❶❷，所以要有耐心，堅持到底的支持他。

✻做你自己

做你該做及想做的事。你有一個生病的手足，不代表你的一切都改變了。當然更不能讓他人的飲食障礙症主宰你的生活。相反的，你的生活都該如常。上學、交友、工作、約會、看電影、與朋友出遊等等，無一不可。你的生活越健康快樂，不但會使你情緒穩定，也會減輕父母的擔憂，還會降低患者的罪惡感。同時，也能讓患者更有動機，想要擁有與你一樣健康快樂的生活。邀請你的手足參與你的活動，像邀請其他健康的兄弟姊妹一起活動一樣。

做你自己的另一個含意就是照顧好你自己。你一樣需要獨處，受不了時，也需要找人吐苦水。有時需要離開患者一下，透透氣，也再充電。你是一個幫助者，不是一個受害者。因此你沒有理由不可以追求自己的未來。

✽尋找支援

你可以參加支持團體，找到有類似經驗的人一起分享及學習。知道世界上有許多人和你一樣有罹患飲食障礙症的兄弟姊妹會讓你好過一些，你不是唯一的。你也可以找父母、親近的親友、師長、學校輔導老師傾吐心聲尋求支持。即使與你的死黨聊一聊都是好的。不過，要尊重患者的隱私，如果患者不願意讓某些人知道他的疾病，你一定要尊重這一點。所以，如果你有自己的治療師可以談，就比較沒有這方面的顧忌，因為保守患者的隱私是他們的職業道德，你可以盡情的向他吐露你的感受。

✽尊重他，祝福他

在你盡了一切所能去幫助你罹病的手足以後，其餘的就交給他自己了。因為你不是他，你不能替他改變，他才擁有通向復原道路之鑰。但你要讓他明白，只要他需要，你隨時都會支持他、幫助他，並時時為他祝福。

尊重他，因為人生之路人人不同。你將來也會遇到不同的問題，也可能需要他的協助。尊重並祝福的心念會幫助你用更開闊的態度去面對這一切。

我也會罹患這種疾病嗎？

如果你也有這個疑問，那表示你是認真的在思考飲食障礙症。這是一個好問題。兄弟姊妹中若有人罹患飲食障礙症，其他手足的發生率比其他人多十倍，尤其是雙胞胎機率更大。

但是換個角度來看，正因為你的兄弟姊妹罹患此症，使得你有更多的機會去檢視自己的態度——無論是心理衛生方面或是飲食態度，如此一來就可能降低了罹病的風險。很少人能不生病的，生什麼病有一大部分也是基因決定的，我們能操控的部分並不是很多。但是，如果我們知道家族有高血壓的傾向，那我們也許在飲食上就少鹽、少油，以降低發生的機會。又例如，父母皆有糖尿病時，我們也會提高警覺，經常檢查，以免因不自覺而錯失治療，引起糖尿病多重器官病變。飲食障礙症亦然，如果你願意花時間去了解這種疾病，並支持協助罹病的手足，無形中就是幫助了自己。

雖然前面談到，你有可能因為手足的問題，也使得自己有許多負面的情緒反應。但是，也有許多人在這樣的事件中，反而變得更懂得珍惜與手足間的情誼。也因為幫助他，更能了解自己的價值與人生方向。你可以把手足罹患飲食障礙症的這個事件轉化成正面的力量，大幅降低你本身罹病的可能性。

❶ Lock, J. (2012). *The Oxford Handbook of Child and Adolescent Eating Disorders: Developmental Perspectives*. Oxford: Oxford University Press.

❷ Costin, C. (2007). *The Eating Disorders Sourcebook*. New York: McGraw-Hill.

Chapter 6.

給配偶的陪伴守則

- 婚前就知道配偶罹病
- 婚後才發現配偶罹患飲食障礙症
- 配偶婚後才發病

面對罹病的配偶，你的壓力絕不亞於為人父母者。不管你是什麼時候知道配偶罹病的真相，你要面對的除了她（他）以外，還有雙方的家庭、孩子、朋友以及未來的生活。不過，如果你們雙方可以同心協力，絕對好過她（他）獨自一人暗夜垂淚孤軍奮鬥的。

婚前就知道配偶罹病

青少年飲食障礙患者如果還未痊癒，那麼成人結婚後，他的配偶就會面臨到與患者相處的問題了。

如果你在婚前就知道他的疾病，必定代表配偶的一些特質使你深深為之著迷，以至於即使他有飲食障礙症，你也願意接納。

不過，我們都知道，維持婚姻持久的難度，遠比談一場戀愛高許多，需要更大的包容體諒與接納。因此，你會遇到的困難可能比別人大。但是，從另一個角度來看，正因為你們已經決定一起走過，於患者，是以加倍的力量對抗飲食障礙症；於婚姻，則是你們已許下更深的承諾。因此配偶可以做到以下幾點：

✽繼續且參與原來的專業協助

如果婚前就知道結婚的對象有飲食障礙症，應該在婚前就諮詢過治療師，也應該了解整個疾病與治療過程，包括了你可以在哪些方面給予協助，哪些方面他必須自己面對。繼續治療是很重要的。你與患者都要明白，飲食障礙症幾乎不可能由婚姻來終結。合理的期待是，經由婚後的穩定感情生活，彼此的扶持，使飲食障礙症患者早日康復。

✽協助他面對外界

婚後的人際關係更形複雜，一下子多了好多親戚朋友。當配偶有飲食障礙症時，親戚朋友的往來及相處也會受到影響。也許有一些宴會變成了兩人的角力：到底要不要參加？一定要參加時，又怎麼在吃的問題上妥協？這些一定會碰到的問題，兩人要先有共識，才不會一遇到類似的情形就起爭執。如果無法協調到雙方都可以接受的狀況時，務必要在治療師的協助下好好的溝通。

至於是否要向外界，包括公婆或岳父母、近親手足，說明配偶的病情時，一定要尊重當事人。只有當事人才有決定權。你可以建議他是否可以向誰說明以得到協助與諒解，但如果他不願意，你就不能揭人隱私。

✻目標是正常的家庭生活

你是與你的另一半結婚的，不是與飲食障礙症結婚的。你結婚了，高高興興的期待擁有正常的家庭生活是很自然的事，而不只是為了照顧一個生病的人結婚。正常的家庭生活才能讓你有健康的身心。因此，生活起居盡量正常化，如常的運動，繼續培養嗜好，當然如果有兩人都喜歡的活動是最好不過了。要有兩個人開誠布公的交談時間，也有自己獨處的時光。有相同的友人，也可以有自己的老友，這樣你才不會始終繃得很緊，也才能有足夠的精力去幫助配偶。

飲食方面也是一樣的，無論是準備餐點，或是進食的狀態都力求正常。罹病的配偶做得到或做不到是疾病本身的問題，但你們倆所處的環境則應該是如常的。也就是說，飲食是為正常人準備的，進食時間與數量也是正常人所需的，而非去順從飲食障礙症的要求。也要有正常的社交聚會，如果配偶有與外人一起用餐的焦慮時，事先一起討論會很有幫助。而且目標是如何能參加聚會而不刺激配偶的進食問題，而非避免參加來降低刺激。

✻生育計畫

飲食障礙症患者，尤其是厭食症患者，普遍有不易受孕的情形，因為無論厭食或暴食都會使月經週期混亂。而且許多飲食障礙症患者所缺少的身體脂肪，與性荷爾蒙的製造十分相關，性荷爾蒙的量不足，生育能力當然就低。另一方面是因為治療患者相關精神問題所用的藥物也會使人不易懷孕。

凡此種種，你們對於生育下一代應先討論過。兩人討論之外，還要與治療師及醫師討論。內容應包括：什麼時候是良好的生育機會？怎麼做才能創造優良的生育機會？如果兩人都希望孕育下一代，那麼體重應維持多少？月經的情形為何？是否要換服其他精神疾病藥物？孩子生下後，如果患者又有問題需要治療，甚至住院時，有沒有其他計畫或有無其他人員可以協助？

在我們的社會裡，生育的問題往往是整個家族的事，而不只是小倆口的事。因此兩人對生育問題要有先共識，才不會窮於應付各種詢問。

如果懷孕了，懷孕期間對患者也是一大挑戰。外型的變化不斷的刺激患者，但是要成為一個好母親的信念也鼓勵了患者，是一個相當複雜的時期。總之，婚姻的每個階段都有不同的問題要面對，再加上外界的種種壓力，的確不是一件容易的事。因此步伐一定要一致，才能齊心面對外界。

✻敞開胸懷去溝通

前面的章節一再提及，飲食障礙症是一種不良的情緒表達方法；患者以飲食行為紓解深層心理層面的一些問題，包括焦慮、憂鬱、缺乏自信、不安全感等等。因此，你應該開放心胸，了解他、支持他，否則患者很容易因羞愧而退縮。在交談溝通時，要用正面的態度。因為這類病患，比較會聚焦負面詞彙，而曲解了你的原意。避免發生這種無奈的誤解，你最好在交談前想一下，以免「禍從口出」。

但是夫妻間的磨合是一輩子的事，誰都不可能不犯錯，更何況面對有飲食障礙症的配偶。因此，遇有狀況膠著難解時，宜請治療師幫忙溝通，商量出解決之道。最重要的就是讓患者知道，你是非常願意敞開胸懷溝通的。

✻參加飲食障礙症配偶或家人支持團體

希望你在婚前就已經以男女朋友身分參加過此類的團體了。一群有相同經驗的人聚集在一起不但可以互相支持，遇到困難也可以集思廣益，而且還能交換新知。如果你尚未參加支持團體，可以試著加入，這會幫助你走更遠的路。

婚後才發現配偶罹患飲食障礙症

如果婚後才發現他隱瞞了罹病的事實，當然一定有人很難接受的。不過，你如果知道其實大部分患者對自己的疾病是很羞於啟齒的，也有一部分的人是缺乏病識感的，還有人是害怕你會因而離去，而苦苦隱藏的；那麼也許你更會包容他，也更想幫助他。因此你可以做到以下幾點：

✽了解到配偶不等於他的疾病

疾病是疾病，配偶是配偶。要提醒自己，你的配偶並非由他的疾病來定義的。換言之，他還是他，配偶與他的疾病並不相等，他遠比他的疾病大得多。因此與他相處時，盡量聚焦於其他的特質。記住，你是與他本人相處，而非與他的疾病相處。

✽平和的告訴他你心裡的感受，且不加論斷的聽他解釋

你可能因為他隱瞞疾病而感到生氣、傷心、被背叛、無奈、焦慮、不被信任、擔心、害怕、無助等等，如果這些情緒沒有表達出來是不健康的。但是，如何正確的表達你的感受，並使得結果具有建設性，就有賴你的智慧了。

如果你說：「你原來就有病的，為什麼不說？你簡直是個騙子。」那這段對話一定會使罹病的配偶傷心，轉而反擊或者退縮，於事無補。

如果改成說：「你沒有在婚前就告訴我，我覺得不被你信任，感覺很失望。你現在可以告訴我，你為什麼不想讓我先知道呢？」在這個對話裡，傳達了你失望的原因在於「你沒有在婚前就告訴我」，並非他這個人或他的病，而且用「你現在可以告訴我」，對比他婚前沒有說的事實，給予他一個挽救的機會。如此一來配偶願意說明的機會就會增加。

在聽完配偶的解釋，你可能無法接受或難以理解。

如果你說：「這有那麼難嗎？你有丈夫、孩子了，真為了這個家，你不能停止這種行為嗎？」這樣的對話是不公平且無助益的。

如果你改成說：「我有很多的疑惑需要你告訴我。我一直覺得你很照顧我們的家，我想你一定很願意為自己及家人而放棄這種行為。那麼你現在還沒有好的話，最困難的部分是在哪裡呢？」這種說法，首先肯定了他對家庭及自己的努力，開放了對話的管道，也表達了你的尊重。諸如此類，你要多思考一下自己的用語。畢竟我們期待的是更有建設性的關係，而不是破裂的婚姻。

✽參與專業的協助

如果配偶原來就有專業人員協助，那麼你一旦知道他的疾病，就應該加入治療行列。例如：告訴配偶你想由醫師或心理治療師處得知你可以如何協助，可否請配偶安排你們見面，或能否請他們幫助你認識這種疾病，最好還可以請他們推薦家庭治療師持續的幫助你們。

✽參加飲食障礙症配偶或家人支持團體

加入飲食障礙症的配偶支持團體會快速的幫助你進入狀況。他山之石可以攻錯，別人的經驗可以避免你走冤枉路。

配偶婚後才發病

在婚後的若干年後，你發現配偶的飲食行為有異常（見第一章），你心裡有些不解與懷疑，然後你好像逐漸明白這是怎麼一回事了，現在你該怎麼辦？

✽尋找專業協助

無論配偶是怎麼高度懷疑另一半有飲食障礙症的可能，都不能自行下診斷，尤其不能以專斷的語氣說「你一定是有了厭食症，或暴食症」云云。前面章節已經提過，如果沒有顧慮到患者的抗拒心態，只會把他推到更隱晦的角落，增加就醫的困難度。因此要站在同理的角度與他商量，只就看到的現象表明你的關心，不猜測、不批評、不強迫，循序漸進的討論，說明因為擔心他的身體，希望他可以得到幫助。

正確的第一步一定要從專業的診斷及獲取正確的知識起頭。

如果一開始沒有正確的知識，那將一路跌跌撞撞，事倍功半。知識的取得來源要小心。國內外許多大型醫院都有飲食障礙症的網站，由醫院的專業團隊提供新知並回答問題。因此最好的知識來源是專門治療飲食障礙症的精神科醫師及心理治療師。醫學常識書籍也是一個好的來源。至於網路上的消息則要十分小心，因其網路言語無需負責，故而流言遍布，很容易被誤導。

✽不要追究是誰的錯

婚後配偶才罹病時，也許你會以為自己有責任；某一些方面來說可能是如此，但也不一定。許多婚後適應不良，無論肇因於夫妻之間、婆媳之間、工作與家庭之間的兩難等等，都可能誘發飲食障礙症。但是，同樣的適應不良若出現在他人身上時，不一定會以飲食異常來表現。也就是說，婚姻裡有許多問題需要雙方共同解決，一旦無法調適，有些人可能會以飲食障礙症來表現。但為何你的配偶會以此來表現呢？為什麼呢？與你有多大關係呢？一如前面章節所述，病因是相當複雜的（見第一章），如果互相責難罹病要由誰負責，究竟是誰的錯，一點幫助也沒有。把相互指責的時間拿來與治療師一起商量如何協助患者，建立起支持系統才有意義。不過，有時如果一方總是以身材來批評對方時，那無疑會是壓垮駱駝的最後一根稻草。因此如果有一些錯誤的「美的迷思」，或對身體形象的不當認知及訊息傳遞，應該立刻停止（見第二章）。

❇讓他想找你，不找「它」

配偶反覆的以異常飲食行為表現時，你會十分挫折，因為「我就在你身邊啊！為什麼不讓我幫你？你是不是不信任我？不愛我？」有些人甚至會覺得自己遠不如患者的「飲食障礙症」。也許心裡一直有一個聲音在那裡悲鳴——「為什麼不能為我改變？」就如同有一個抽菸、酗酒的配偶，你會問「為什麼不能為我而戒除呢？你究竟愛不愛我？是誰重要？菸？酒？厭食？暴食？」

不要與配偶的飲食障礙吃醋、生氣或怨嘆。當然這樣說很容易，實際上要做到很難。但是，沒有關係。因為飲食障礙症就像一個患者的壞朋友，用最糟糕的方式假意安撫患者的心靈。交上這樣的壞朋友，整個家庭一定深受其害，你有負面的情緒反應是正常的，但你也要能同理患者是無可奈何的墜入其中。罹病者當中有些人已經意識到，也極力想要掙脫出來，你一定要配合救援。如果配偶陷入其中，但尚無自覺，你自然是要協助他求救，斷無只在一旁生氣抱怨之理。因此，怎麼樣能讓配偶在有困難時，不去用異常的飲食行為處理，而願意找治療師與你來協助，是你未來努力的目標。

✲表達關心與支持

你的態度與配偶復原的機率絕對息息相關。要注意的是，關心不同於擔心，支持有別於指導。即使你愛你的另一半遠甚於世間所有，你還是你，他還是他，你永遠不能替他改變。留意你的表達方式，讓表達的訊息可以與你的愛和支持相襯。這是一個十分重要的關鍵點，因為許多人的表達方式糟蹋了他們對配偶的濃情密意，太令人惋惜了。

表達關心的時間、地點與方法都很重要。選擇一個只屬於你們兩人的私密時間，以開放的心態表達你的關心，不要選在事情發生的當下，例如不要在他不吃或大吃時；地點也很重要，最好不要在「事發現場」談論，例如不要在飯桌上、廁所旁、偷藏食物的櫃子邊等等。

說話的方法盡量用「我」來敘述，避免用「你」來說，以減低患者的防禦心（見第三章）。也不要簡化事情（因為如果你有正確的認識，就會知道飲食障礙症是一個複雜的問題），例如不要說：「你不這樣做，就什麼事也沒有。」也不要說：「如果你真心愛我，你就應當如何如何……」因為如果你把飲食障礙症的復原簡化到只要願意去做就可以的程度，那就錯估了此症的難度了。

要改成說：「看到你一直受苦，我的心裡很難受。想到你多希望大家生活正常化，但一時還做不到，心裡的難受程度一定不亞於我。」一方面表達自己的痛苦，也肯定他的努力。因為你愛他，真心想要支持他，所以開口以前要先想一想，怎麼說才會真正表達你的心意，避免責難、羞辱、諷刺、冷漠等行為。

✻自己要尋求支持

飲食障礙症患者周邊的人沒有不受到影響的，親密的配偶關係更是如此。一定有許多時候，你覺得無助或無望，因此也需要支持。你可以自己找一個治療師傾訴，並得到指導，也可以參加支持團體，當然兩人一起參加夫妻治療（couple therapy）也是很重要的。照顧患有飲食障礙症的配偶是一件不容易的事，尤其如果還有子女的話，問題會更多，所以一定不要孤軍奮鬥，才能堅持到底。

❇成為好的模範

你也許已經知道飲食障礙裡的「吃」的行為，只是浮出水面的冰山一角，並非疾病的源頭，但你的飲食行為還是會對患者造成影響。因為我們希望患者使用健康的方法來調節情緒，不要使用危害身體的厭食或暴食，因此你要協助他去除對身體外表的迷思。你本身要正常的飲食、正常的運動，不批評身材，不取笑任何人的外表，多去發覺配偶性格上的優點，多從事可以建立自信的社會活動。你的生活越正常，患者的壓力會越小。如此一來，才不會使得你們全部的生活好像只繞著飲食障礙這件事轉一樣。

❇具體的行動

以下列出一些例子，以幫助配偶更有具體的概念來協助患者，例如，只要他願意讓你陪伴，就盡量陪他就醫；參加家庭治療；一起安排家庭活動；明確表示你的愛與支持；誠實而溫柔的表示你需要他配合的地方，並請他也同樣的讓你明白你可以怎麼做來幫助他；好好聆聽他的心聲；與他一起煮菜，一起吃，且不因為他而只吃特別的食物，務求正常飲食；經常讚美他性格上的優點，而不去討論外表；當你沮喪失望時，也平和的讓他知道，但不是去責備他。把這些原則運用在日常生活的點點滴滴裡，就不會無所適從。

配偶與患者的關係不同於父母或子女與患者的關係，因為配偶關係是沒有血緣的。你們可以一起相愛走過一生，也可以任由關係惡化，各走各的，互不相干。但是正因不是血緣的關係，夫妻間互相扶持的情誼越發顯得珍貴。若能成功的一起走向復原之路，兩人的關係絕對是更加美好穩固。

Chapter 7.

預防飲食障礙症

- **建立正確的態度**

  好好的認識飲食障礙症／倡導「不是瘦才是美」，強調「每一種體型都有它的美」／減肥瘦身的廣告應以「因肥胖而影響健康者」為對象，不能以「美麗」為前提／重新檢視「瘦子比較健康，也比較長壽」的概念／建立良好的「飲食態度」

- **男性飲食障礙症**
- **中老年飲食障礙症**
- **排斥食物攝取／低量食物攝取障礙**
- **臺灣飲食障礙症現況**

飲食障礙症的發生率越來越高，病程又長，死亡率也高；病患在治療期間不但要背負被污名化的病名，還要忍受旁人看不見又難以理解的痛。受影響的還不只是病患本身，其周遭的人，無論父母、手足、配偶、子女、朋友都會捲入這個漩渦，無一倖免。不幸的是，發生飲食障礙症的年齡層越來越廣，無論更年幼的、更年長的，都不停的捲入。我們應該以很嚴肅的心情來看待此病，不能任由它擴大，鯨吞蠶食，更要好好幫助患者，不要讓他們只能躲在黑夜裡哭泣。然而更要緊的是，我們該如何預防它？

我們很容易得到如何預防高血壓、心臟病或糖尿病的知識，而這些疾病還是在我們經歷了青春期與成熟階段，步入中老年才會發生。相反的，飲食障礙症的受害者多半是青少年就開始了，但是我們做了什麼來預防呢？事實是，我們不但沒有預防教育，還不斷火上加油。因此在本章中將提及如何預防飲食障礙症的發生。

建立正確的態度

◆好好的認識飲食障礙症

飲食障礙症的發生還是有跡可尋。因此我們應該花時間了解這種疾病，就好像現在閱讀本書的你一樣，然後我們才有能力提高警覺，對於疾病有概念上的認識，可以幫助我們預防及提早治療。舉例來說，如果我們看到一個抽菸者長年咳嗽，基於對肺部疾病的常識，我們會建議他及早尋找胸腔科醫師診斷並戒菸。如果我們對飲食障礙症有基本概念，當周遭的人有異狀時，我們也才知道如何建議協助。

因此留心汲取相關知識，是建立正確態度的起點。如此一來，才有機會發現高危險群患者。但是社會上減肥瘦身者眾，如何找出高危險群呢？

以下是一些高危險群的線索，例如：一天到晚嚷嚷減肥節食的年輕女性及青少女（雖然無論各個年齡層及任何性別均有可能，但此處所提為高危險群）；有飲食障礙症家族史者，有其他精神問題如憂鬱症、焦慮症等；或正處於某個人生的轉型期者如：轉學、換工作、失戀、搬家、親人過世等，或從事某些與體重比較相關的運動員，如體操選手、芭蕾舞學員、跆拳道選手、馬拉松選手等。當我們心中有所懷疑時，可以依照你的身分：父母、師長、手足、配偶，於本書不同章節中查詢到你可以怎麼做的建議。

◆倡導「不是瘦才是美」，強調「每一種體型都有它的美」

不僅是父母、老師，還有各種運動項目的教練、健身房教練及醫護人員，當遇到有人透露出想要節食減肥時，都應該提高警覺，仔細的詢問其動機，了解他們所使用的方法。在談話中，增加他們的正向身體意象（positive body image）。告訴節食者，人需要運動來增強心肺功能，而不是為了要「瘦」才能去吸引別人。我們要吃的健康來使自己少病少痛，過得更好；而不是少吃、不吃，或吃特殊配方來追求「瘦」。

◆減肥瘦身的廣告應以「因肥胖而影響健康者」為對象，不能以「美麗」為前提

只以「美麗」為前提的廣告應該受到監督。當然，在現今的社會裡，這種說法也許有如狗吠火車。但是，很多例子告訴我們，即使社會文化裡看來一致的價值，若牽涉到生命健康時，只要眾志成城，一起下決心，還是可以改變整個氛圍的。

舉例來說，一九六〇年代以前美國沒有人認為抽菸有什麼不對。人們在公共場所抽菸，在機艙內抽菸，在咖啡廳更要抽菸，騷人墨客沒有它好像寫不出東西，電影裡的男男女女無一不抽菸。當時女性意志開始抬頭，「抽菸」這件事，使女性開始淺嘗自由與解放的感覺，時髦女性也紛紛成為抽菸一族。抽菸一事既時尚又高雅。然而其後，醫界開始呼籲禁菸，因為抽菸與肺癌有很強的正關聯性，但是這卻與當時的社會價值「抽菸是很有魅力的」大相逕庭。菸草廠商更大聲叫囂，試圖阻止醫界的努力。在奮鬥了十年後，一九七一年美國政府禁

止電視及電台播出菸草廣告。一九七五年禁止在公共場合抽菸。一九八七到一九八九年間，飛機機艙內宣布禁菸。時至今天，絕大部分的人都知道抽菸的危害，也不再認為抽菸是一件有魅力的事。這是扭轉社會價值體系的一個好例子。

相同的，如果社會慢慢的覺醒，認識到「瘦即是美」這個觀念的傷害很大，一起對抗「減肥瘦身」業這個巨大的利益團體；政府出面干預，醫界出來疾呼，相信我們是可以改變這個扭曲的價值觀。

◆重新檢視「瘦子比較健康，也比較長壽」的概念

如果一個人的健康狀況只是由體重、身材來決定，那我們還需要做健康檢查嗎？事實上，身材與體重的決定權多半是先天而來的。如果體重那麼好控制，那麼「減肥中心」還會如雨後春筍般不停冒出來嗎？大部分的減肥者終其一生都在減肥，而體重就如溜溜球一樣，上上下下，多半是白忙一場。研究顯示，體重上上下下的危害比真正肥胖還要大❶。我們設想這個例子：甲的BMI值是二十九・九，目前的歸類屬於過重。甲餓了才吃，飽了就停，每週規律運動三次，每次四十分鐘，不挑食，也不特別選無糖或低脂食物；換句話說，進食在甲的心中是一件很自然且必須又愉悅的事。乙的BMI值十八・五，歸類於過輕。乙不吃全

脂食物，只吃代糖，運動時總是想要燃燒更多的卡路里，吃得很少，常常處在半飢餓狀態，不小心吃多了，就餓幾餐，心裡住著一個「食物警察」。想想甲乙兩人的心理健康，想想兩人釋放的壓力賀爾蒙對身體各個器官的影響。你還會認為ＢＭＩ值十八．五的一定比ＢＭＩ值二九．九的健康長壽嗎？

健康長壽不能成為一些想追求「瘦就是美的」的人的煙幕彈。同時重點也不在是否施放了煙幕彈，而是這些人的健康不能成為「纖瘦美」的祭旗。因此醫學界在討論肥胖與健康時應小心，以免誤導群眾。

◆建立良好的「飲食態度」

態度決定一切！既不是你的體重，也不是你的身材。

冰淇淋、披薩不是健康殺手，但是如果你一天到晚吃，那它就會因你的態度不對而揹上罪名。米食是好的，但是如果你總是吃得過飽，又不喜歡吃其他的食物，那麼它又會成為代罪羔羊。如果你餓了不吃，忍不住時又大吃，忽略身體發出的訊息，這樣會健康嗎？呼籲大眾建立良好的飲食態度，比關注在吃什麼及吃多少更要緊。

什麼樣的態度才是健康的呢？在本書第二章已有詳細說明。總括來說，如果你的飲食態度是有生理上的覺察（飢與飽）、心靈上的愉悅（滿足與感恩），不去操控（餓了不吃，飽了還吃），無罪惡感與羞恥心，那麼這就是健康的飲食態度。基於這種健康的飲食態度，實行出來的就是：

(1)在飢餓時進食

這代表你能分辨飢餓的訊號，同時服從身體的指令。

(2)進食時保持覺知

細細品嘗食物的美味，感受身體對食物的反應，細嚼慢嚥並放鬆心情的享受。

(3)飽足時停止

體會身體與大腦發出的訊號。

(4)不做食物警察

當然我們要關心我們吃下肚的食物會不會有害身體，例如，沒有人想吃餿水油或化學合成食物。這裡所說的是，去掉「該吃」、「不該吃」、「能吃」、「不能吃」的食物種類標籤，例如，有人會覺得含油脂的食物是不該吃的。如果你是不想吃，那沒有關係，但如果你很想吃，卻認為是「不該」吃的，那就必須想想這個想法是怎麼來的。怕胖？怕高血脂？怕肚子不舒服？檢視你的想法，誠實面對它。如果是真正的食物（非加工製品），我們不需要在心裡放置一個警察，而是學著聆聽身體的訊號，你會發現其實吃什麼是非常自然的。

(5)不用食物做調節情緒的手段

事實上如果我們能做到第1至4點，就不太可能陷入以食物調節情緒的陷阱裡。但是，對障礙性飲食者或飲食障礙症者來說，在發展出健康飲食態度之初，如果面對食物時，能詢問自己是否以食物來調節情緒，將是促進自己提升自覺的方法之一。

(6)相信好的心理素質比成績或成就更重要，也更珍貴。

我們試著做一道聯想題：

為什麼有那麼多的人想要減肥呢？因為要更美嗎？──應該是原因之一吧。

為什麼要更美呢？因為要更有吸引力嗎？──很有可能。

為什麼要更有吸引力呢？因為需要更多的注意力嗎？──也許是。

為什麼需要更多注意力呢？因為需要愛嗎？──很有可能。

為什麼美麗等同於愛呢？

注意到其中的邏輯缺陷了嗎？

為什麼人們不去耕耘內在的修為來成為一個更好的人，來與他人建立美好的愛的關係，卻只想用身材來便宜行事呢？

這是因為社會與部分家庭沒有幫助人們了解自身最可貴的地方是什麼。我們愛一個人，是因為他與我們的緣分，是因為他能為自己盡責，也為他人服務。不必長得美，不必瘦，不必成績好，我們都會愛他。但我們忽略這些，以至於傳達了價值來自於體重、外表、成績與財富的訊息。我們每個人都需要想想，自己傳遞了什麼訊息給孩子、給學生、給家人。也想想，在這個扭曲的社會價值體系裡，自己是隨波逐流，還是推波助瀾，還是力挽狂瀾？

男性飲食障礙症

雖然飲食障礙症患者以年輕女性居多，但男性及中老年人患者也為數不少。更有甚者，連十歲以下的兒童患者也有增多的趨勢。總之，飲食障礙症愈來愈有跨越年齡及性別之勢。以下談論男性及中老年的飲食障礙，以及在《精神疾病診斷與統計手冊》第五版（DSM-5）增添的排斥食物攝取／低量食物攝取障礙。

一般而言，男性飲食障礙的盛行率約為女性的十分之一，種類上與女性相同，也是以嗜食、暴食居多，然後才是厭食。統計上有高達百分之四十的男人不滿意自己的體態，愛美絕非女人的專利，近年來，男性飲食障礙症的發生率亦不斷提高。

我們的社會對女性美的要求是纖細，在男性則是強壯的有肌型男。不過相同的是，肥胖者都遭受譏笑，因為那意味著不知節制、懶惰、沒有恆心。因此當感覺情緒失控、心結難解、焦慮憂鬱時，有可能抓住自己認為可以操控的飲食行為，或以男性善用的「強烈運動」方式來感受自己的控制力；但終因根本問題沒有獲得解決而失控，飲食障礙症就來了。

不同於女性的飲食障礙，男性患者較多起因於肥胖被譏、霸凌與不被異性接受。心中的鬱悶使得他們採用瘋狂的運動來減重瘦身，當然厭食、暴食也都有。男性飲食障礙症的另一個特點是，同性戀與雙性戀者比例偏高，不過這是指暴食者。男性厭食者中有一半以上則是性慾低下的❷；合併其他精神疾患，如憂鬱症、焦慮症或酒精成癮者比例也很高，尤其是酒精及藥物成癮。

比較值得重視的是，一般男性飲食障礙症患者接受治療的時間比女性晚了許多，然而兩性發病的時間其實是差不多的。這種延遲接受治療的原因，一方面是我們多不認為男性也會得到此症，其次是因為男性患者表現出來的徵候上，「吃」比較不那麼明顯，所以不易覺察到。因此男性飲食障礙患者所受的煎熬也許尤甚，時間也更長。

布萊恩・庫本（Brian Cuban）的書《破碎的影像》❸是少數描述男性飲食障礙症的自傳。他描述罹患身體形象錯覺障礙（body dysmorphic disorder）合併飲食障礙症及酒精成癮，一路顛簸走到康復的過程。罹病過程中，他無止境的跑步，僅靠少量沙拉，或者狂吃催吐，試圖下降體重以改變在鏡中看到的自己，但從沒因此而快樂過。他感覺自己是一個徹頭徹尾的輸家，生活裡僅存吃或不吃、催吐與跑步，然後酒癮與藥癮跟著來。所有在女性飲食障礙症患者出現的折磨，他一樣也沒少。然而憑著毅力與治療，他亦恢復了健康。

隨著社會文化的演變，男性飲食障礙患者也增加了。我們應該去除原有的刻板想法，不要再以為飲食障礙是女性專利。有了這種認知，才不會延誤男性飲食障礙症的治療時機。

中老年飲食障礙症

還有一個刻板印象——飲食障礙只發生在年輕人——也要打破。事實上文獻報告顯示，六十至七十歲的婦女飲食障礙的盛行率與年輕女性相似。我們也許很自然的想，這些人就是年輕時沒有好，老的時候當然繼續存在。但實際上不只是這樣，有一些中老年飲食障礙症是晚發型的（一般定義為五十歲以後發生的）[4]，甚至有些報告指出中老年飲食障礙以晚發型居多，而非自青年期存留下來的。

對於中老年的飲食障礙症研究比較少。目前的研究顯示，年輕患者與中老年患者在症狀、嚴重度或合併的精神疾病上，並無太大差別。不過中老年患者以厭食症居多。但是以治療效果來說，中老年患者在治療後對於身體的不滿意度、暴食的次數，或憂鬱的程度都得到比年輕人更大的改善，但是死亡率仍有百分之二十左右。

隨著年齡的成長，代謝率會下降，因此步入中年後，周遭鮮少有不發胖的人。但是逐漸的，增長的智慧也幫助我們比較能夠接受自己本來的面貌，同時其他方面的成就感會使我們把焦點從外表移開。不過，如果社會還是繼續鼓吹「排骨美」，而有人也根深蒂固的內化了這種價值觀，那麼隨著年紀增加，代謝率下降，減肥越來越不容易，歲月的痕跡也使得青春美麗越來越不可能的話，減肥失敗的次數會越來越多，挫折感也可能越來越重。因此如果年紀大了，還不能認知這一點，就會產生問題了。因為失敗感及挫折感與憂鬱、焦慮、悲傷往往是結伴而行的。這些問題也就可能藉操控飲食的異常行為去自行紓解，而產生了中老年期飲食障礙症了。

年齡帶給我們的是：終於有智慧的看透皮相？還是更汲汲於追逐越來越不可能的、由社會替你定義的「美」？如果我們有精神疾病或心理問題，增加的年齡與智慧有沒有幫助我們選擇更好的辦法來面對，而非選擇戕害身體的「吃」或「不吃」來操弄？

那麼，老男人呢？一般男人似乎比女人不在意外表，但是他們的飲食障礙行為呢？這方面的研究極少，未來也許會有多一點的研究報告。

從前不曾想到過的中老年飲食障礙症有越來越多的趨勢，加上其他也一直增加的中老年失婚、失業、酒癮、藥癮等等問題，使得複雜度如滾雪球般擴大。子女如果發現父母在食慾及體重上出現明顯的變化，除了器質性疾病以外，也要留意飲食障礙症的可能性。

排斥食物攝取／低量食物攝取障礙

排斥食物攝取／低量食物攝取的障礙（avoidant/restrictive food intake disorder）是《精神疾病診斷與統計手冊》第五版（DSM-5）增加的診斷。如果一個人失去對食物的興趣，不想進食，導致體重下降、營養缺乏，需要靠營養品補充或管灌餵食，也影響到活力、社交及心理層面，但是並沒有出現厭食症患者對於身體形象的不滿，並不符合厭食症的診斷條件，那麼就有可能是罹患了排斥食物攝取／低量食物攝取障礙。當然，這種食物攝取障礙並非源自文化或宗教因素，更非因食物短缺或其他生理疾病所致。

排斥食物攝取／低量食物攝取障礙可以從病患的幼兒期開始，也可以在任何其他階段發生。值得注意的是一些長者，尤其是喪偶或居住於養老院的長輩，也可能因為缺乏關心照護而出現排斥食物攝取／低量食物攝取障礙。

臺灣飲食障礙症現況

臺大醫院精神科曾美智醫師曾對臺灣舞蹈班的六百多名高中女生，及一千兩百多名一般高中女生，以問卷篩檢及由精神科醫師面談的兩階段方式來診斷厭食症與暴食症。結果發現一般高中女生暴食症的盛行率約百分之一，厭食症約百分之零點一；但是舞蹈班女生則高出許多，暴食症盛行率達百分之二點五，厭食症達百分之零點七，其他非典型飲食障礙症則有百分之四點八[5]。這些數字已緊追西方國家，更遑論這是二〇〇三年時的統計。

二〇一一年臺中中山醫學大學曾發表，大約有百分之十點四的國中生有病態性飲食思維及行為，並且已經發生部分營養素的不足[6]。這個數字與其他亞洲國家，如日本、南韓、香港相差不多。不過這當中究竟有多少人是真正的飲食障礙症患者則不得而知。三軍總醫院在二〇〇九年則發表報告指出，在三三六個大學女生中，有百分之四十三點二的人是屬於可能發生飲食障礙症的高危險群❼。不過這些也不是真正確定診斷的病人。

因此現階段很難說到底罹患飲食障礙症者有多少，只能從醫師臨床的經驗來說，應該為數不少，也在增加當中❽。

在醫學中心及大型教學醫院的精神科有一些專門於飲食障礙症的醫生，例如：亞東醫院精神科曾美智醫師、臺北市聯合醫院松德院區陳冠宇醫師。一般精神科醫師則是全臺各地需要就診者優先諮詢的好對象，他們會視病患狀況，決定是否有轉介的必要。希望未來在更多專業人員的協助下，我們的飲食障礙症患者可以得到更好的照顧。

❶《改變——生物精神醫學與心理治療如何有效協助自我成長》，Martin E.P. Seligman, Ph.D. 著，洪蘭譯。遠流出版公司，二〇一〇年，八月。

❷Daniel J. Carlat, M. D, Carlos A. Camargo, Jr., M. D., & Dr. P. H., David B. Herzog, M. D. (1997). Eating disorders in males: a report on 135 patients. *The American Journal of Psychiatry*, 154(8), 1127-32.

❸Cuban, B. (2013). *Shattered Image: My Triumph over Body Dysmorphic Disorder.* CA: Net Minds Corporation.

❹Peat, C. M., Peyerl, N. L., & Muehlenkamp, J. J. (2008). Body image and eating disorders in older adults: a review. *The*

Journal of General Psychology, 135 (4), 343-58.

❺ Meg Mei-Chih Tseng, David Fang, Ming-Been Lee, Wei-Chu Chie, Jen-Pei Liu, & Wei J. Chen (2007). Two-phase survey of eating disorders in gifted dance and non-dance high-school students in Taiwan. *Psychological Medicine, 37*, 1085-96.

❻ Tsai, M.R., Chang, Y.J., Lien, P.J., & Wong, Y.C. (2011). Survey on eating disorders related thoughts, behaviors and dietary intake in female junior high school students in Taiwan. *Asia Pacific Journal of Clinical Nutrition, 20* (2): 196-205.

❼ Yeh, H. W., Tzeng, N. S., Chu, H., Chou, Y. H., Lu, R. B., O'Brien, A. P., Chang, Y. C., Hsieh, C.J., & Chou, K. R. (2009). The risk of eating disorders among female undergraduates in Taiwan. *Archives of Psychiatric Nursing, 23* (6): 430-40.

❽ Freundl, D. (2005, January 02). Bingeing, purging, starving in the dark: Eating disorders in Taiwan have become more prevalent and the first step is admitting we have a problem. *Taipei Times.*

【附錄1】小雨的心晴故事——飲食障礙症復原者訪問記

一室絮絮低語，輕聲笑談。夥伴們分享完各自的拿手菜，身體都暖和了，三三兩兩坐臥在沙發上談心。這種美好時光，在半年前，小雨連想都不敢想。即使是現在，心中也偶爾會飄過一些不安。從前種種會再回來嗎？回首向來蕭瑟處，是烈焰肆虐摧枯拉朽過後的殘破，小雨得用過人的毅力，才能不讓它再度復燃。

過去的九年裡，從國中到大三，任何有食物的聚會，小雨總是竭力避免。在食物面前「失控」的恐懼，像一隻占據她心靈的惡魔，隨時恐嚇著她。沒有經歷過飲食障礙症折磨的人，不但無法了解她的恐懼，還會跳下來加以評論及「輔導」。小雨也曾試著打開心門，卻總是驚慌失措的轟然掩閉。於是她像一隻驚慌的幼獸，蜷縮一隅，避免一切的接觸。

事情起於國中二年級，當時同學們突然都愛美起來。除了關心青春痘，注意觀察明星穿著，身材體重也變成話題焦點。到了午餐時間，卡路里多少的討論更是此起彼落。小雨覺得自己可能不夠瘦，也跟著開始注意體重，下課以後也努力跑步來減肥。但在同時，小雨經常感覺到一陣陣的不安、焦慮及深沉的挫折。這些感受初時像微風，繼而似陣風，最後像暴風雨般襲捲而來，且越來越頻繁。

小雨一直是父母師長心中的好學生，乖巧懂事、認真負責、成績優異、謙虛有禮，甚至想不出有什麼明顯的缺點。但是上了國中以後，小雨經常感到不安、害怕與擔心。當時的她無法了解自己，更別談告訴父母自己的感受。現在她知道如何說明當時的一切了。可以簡單的歸納成：害怕失敗，無法面對失敗，恐懼於無法維持別人眼中完美的自己，或者更明確的說，是自以為的別人眼中的小雨。

當父母師長讚許小雨時，她的快樂瞬間即逝，取而代之的是「恐懼」：「下一次我做不到了，你們將會發現我的真面目。」當同學羨慕她在各項競賽中脫穎而出時，她卻覺得「羞愧」：「下次幸運之神不會再眷顧了，那時沒有人會看得起我。」沒有人知道小雨的心被負面的思路包圍了，這些思考是有聲音的，這些聲音自動的、強而有力的、沒有預警的不停竄出。小雨腦中不停迴盪著不堪的詞句：「妳根本是個笨蛋。」「你馬上就會被看穿了。」漸漸的，她整日都處在焦慮與恐慌之中，然後愉悅感不見了，日子越來越難熬；小雨質疑起自己活下去的理由。她有了輕生的念頭，因為腦子裡的聲音挑釁著：「妳沒有存在的價值。」

「去死吧，妳這個失敗者。」這些聲音還以不同角色出現，惡毒的字句腐蝕她的心智，沒有能力思考課業，沒有心情與人交談，沒有力氣活動，世上彷彿僅存她與腦內聲音的對話。

接著小雨害怕的事一件接著一件襲來。先是月考成績無法維持，接著是週考，然後是小考。坐在書桌前的時間越來越久，睡覺時間越來越少。壓垮駱駝的最後一根稻草是表哥在一次聚餐時取笑小雨真能吃，快要變成小肥豬。小雨現在回想起來，還能感覺到當時的憤怒、羞恥與椎心的刺痛。從那一刻起，她差不多就想再也不吃東西了。舌尖上、口腔內，所有曾有過的美味，就像是被鎖入黑牢的重犯，命定永無重見天日之時。

她專心一意的節食，一開始的成績讓小雨感到欣慰。「做得到！我做到了！」許久不見的成就感回來了！彷彿落水的人抓到救命的浮木般，生命裡終於有一件事是她可以操控的了！節食加上跑步，大家開始讚美小雨的身材。這是一個瘦就是美的社會啊！

情況沒有持續很久，過度飢餓及持續聚焦於節食，小雨失控了。她在夜裡偷偷到廚房找食物，躡手躡腳回到臥室，一口氣往嘴巴裡塞，不管食物的味道好壞，不管冷熱，甚至冰凍的也好，在最短的時間下肚，直到筋疲力竭。恐慌再度升起時，用力節食；意志力崩裂時，狂暴囫圇。成功節食之際就像漫步雲間般飄飄然，但只一次狂吃就能把小雨打入地獄。

偶然間，她聽到同學閒聊如何將吃下去的食物吐出來，以降低攝取量。就在小雨旁敲側擊但又沒有勇氣做實驗之際，美芬出現了。就像同類生物相聚般自然，她單刀直入的問小雨需不需要「指導」，於是「催吐」成了小雨在「節食」以外的另一個「恐怖情人」。

小雨身材的變化就像氣球一樣，外人幾日不見她，有時覺得瘦了許多，有時又像圓了一圈。媽媽開始擔心、留意她的食量，注意她的身材。這一來小雨更不安了。媽媽還發現到小雨月信不來、有頭髮掉落等現象。帶她看醫生，也抽血檢查，當時並沒有發現明顯問題。直到哥哥疑惑的問媽媽，為什麼小雨會半夜爬起來吃東西，在媽媽詢問醫生後，小雨被轉介到精神科。

那次的就診又是另一次的夢魘。對自我要求十分高的小雨，被迫要求回答難堪的隱私問題：所有吃的習性、減肥的想法及做法、催吐的方法及次數、成績的好壞、情緒的變化。小雨恨不得從診間消失，她第一次違背媽媽的話，明確的表示，再也不想見到精神科醫生。但是這一切就像打開了的潘朵拉盒子，小雨與周遭所有相關聯的人再也回不去從前。

重新啟動的日子失去以前的和諧，全家人的生活重心就是小雨怎麼吃及吃什麼，吃飯變成一次次的折騰。爸爸扮白臉苦勸，媽媽扮黑臉強迫，哥哥見縫插針協調。家中的氣氛緊繃，即使笑聲也不實在。小雨感到非常歉疚，這一切都是她的錯。事情怎麼變成這樣呢？最好的與最壞的怎麼這樣近？

媽媽也無力了，懇求小雨試試接受一位女性心理師的治療。看著媽媽泫然欲泣的臉，小雨答應試一試。這已經是她病發一年後的事了。

開始心理治療以後，小雨「漸漸」了解自己到底是怎麼了。但是這個「漸漸」的過程，持續了至少五年。這位治療師十分同理小雨的感受，小雨在被接納的感覺裡學習面對「飲食障礙症」。但事情不是像童話故事一樣簡單，美好結局也不是隨後就到。即使家人與小雨一點一滴、小心翼翼的想要遵循治療師的建議，無奈成果總是不如預期。悲觀的說，有種希臘神話裡，巨人薛西弗斯推巨石上山的感覺，失敗總緊緊相逼。樂觀的說，好像是登山，即使是進三步退兩步，甚至退四步，拉長時間來看，也有進步的跡象。但有一個最佳的表徵是，小雨知道一時之間無法放棄對吃的恐懼，也無法不聽心中常駐的食物警察的恐嚇，但她從未停止與治療師的對話。雖然幾次危機入院，連治療師都無法負荷，而將小雨轉介其他專家，但她始終沒有放棄自己。

沒有放棄有幾個個原因，其一是小雨不願讓家人失望。父母及家人盡一切力量協助她，付出時間與金錢，也不斷與小雨一起成長，雖有懊惱與失望，但卻從不放棄。其二是小雨也不想放棄自己。雖然她也曾站在懸崖邊，真想就此沉淪，不再奮鬥，但是總有適時的救援在最需要的一刻出現。例如在初三時，學校輔導老師經常在中飯時光安慰她，如果小雨無法進食，老師會請媽媽帶小雨暫時離開學校，總是以能幫助她為前提。例如大一時，學校護士會讓小雨待在保健室幫忙，一邊聊天、一邊協助小雨降低焦慮。大三時，幾個教會的好朋友帶領小雨參加活動，但從不過問她的進食，讓她開始願意與外界做第一次接觸。小雨深深感受到真心誠意的幫助有多珍貴，如果自己將來也能幫別人一把，她將可以賦與自己的存在一個嶄新的意義。然欲立人必先自立，這樣的信念成為小雨的核心價值，她終於找到復原之鑰。

媽媽前幾年也曾為小雨拒絕進食而責備她，最沮喪時，甚至不惜以死相逼。兩人面對痛哭，或暗自哭泣的日子，不知凡幾。多少日子，小雨在浴室催吐，媽媽在外叩門以淚相勸，甚至悲憤咒罵，爸爸與哥哥則苦勸媽媽；全家好像一部小火車，一節拉著一節，只是不知終點何在。隨著治療的成長，小雨可以與家人討論自己的狀況，例如：她向媽媽保證自己一定努力，但請大家有耐心，原諒她一時無法痊癒。媽媽也嘉許她的誠懇態度，變得平靜許多；不只不去批評她的行為，也會在小雨失敗沮喪時，給她鼓勵與祝福。

若說起這九年裡林林總總的治療，究竟是哪一種發揮最大的效果，小雨會這樣形容：化學反應裡的元素，有大有小，卻是一個也不能少。如果需要一百個步驟才能完成這個反應，很容易以為是第九十九步起了作用，但是若沒有前面的連鎖關係，就是無法完成。小雨住過好幾次院，有的時候還長達一個月。住院期間，醫師強迫進食力求恢復健康，也使大腦有能量重新開機運作，知道如何去面對失控的思考方向。雖然住院影響生活頗多，但都將小雨從崩潰邊緣救出。精神科醫師雖然無法像心理治療師經常與小雨談話，但他處理小雨的焦慮與情緒問題，適時投藥，並且判斷何時需更積極介入。現在小雨有一個固定的精神科醫師在幫助她，感到十分安心。小雨也在病友團體裡獲得溫暖的支持，許多已痊癒者經常約小雨喝咖啡，分享經驗也帶來鼓勵。

小雨因著上學或搬家，也接受過好幾個治療法不同的心理師。從他們那裡，小雨學到很多。但是緩慢的進程也曾使彼此喪志過。難怪有人說，世上最長的距離是從「知道」到「做到」。小雨全家都參加過家庭治療，終於找到最佳相處模式。媽媽也曾與小雨促膝長談，敘說自己的軟弱與心路歷程。但畢竟只有小雨本人才能克服飲食障礙症，家人能做的也就是支持與祝福。因此這一、兩年來，媽媽也開始尋找自己其他生活的重心，而不再把焦點單單放在小雨的飲食障礙症上。這樣一來，小雨整個人輕鬆起來，家人既支持又不施加壓力，被信任的感覺使得小雨更堅定的一步步前行。

小雨早已久病成良醫，在各有千秋的眾多心理治療派別中，她已能從中擷取最適合她的部分來應用。一開始接受的認知行為治療法（CBT），在她還小時發揮了教育的角色。但是長大了，很多時候覺得認知行為治療師並非完全了解飲食障礙症患者的痛苦與難處，有時候小雨還會產生厭惡的心理，認為認知行為治療也不過是另一種形式的說教罷了，難以與自身的情緒融合在一起。但是如同受教育一樣，這些正確的認知會內化，終於形成正向的回饋。小雨覺得認知行為治療在心中產生負面想法時，可以幫助她以更理性的聲音去對抗。這些認知行為治療成了痊癒之路的基石。

之後也有心理治療師以自我接納與承諾實踐（力行）療法（ACT）協助她「觀察」她的負面思考。只是觀察而已，並且不把「思考內容」等同她自己。當小雨退後一步，觀看自己的思路，任由它們流轉，不評斷、不責備時，這些負面思考就漸漸失去影響力。

這樣一來，小雨就像母親照顧她心中的「小孩」一般關心著洶湧的思緒，先接受，再安慰，然後討論之。沒有被說教的感覺，使小雨更能堅定的向前行。

現在的小雨則持續參與對立整合行為治療法（DBT）團隊，包括個別治療與團體治療。對立整合行為治療法是小雨個人最偏愛的治療法。除了因為治療師提供二十四小時電話諮詢協助外，也因為它依據行為的嚴重性循序漸進的處理，例如：攸關生命安全的行為是首要之務，這個時候即使病患使用異常飲食行為來暫時處理心理痛苦，也是被允許的。治療師並不急著一下子把所有不當行為「修理」好，而是給患者時間與空間，踏踏實實的一步步處理。等病患沒有影響生命安全的行為後，再進一步找出影響飲食障礙症痊癒的行為因子，然後聚焦在如何改進生活的品質，最後的目的是將所習得的技巧運用在每天的生活中。對立整合行為治療法有一點類似「小兒學步」：針對每一個問題行為深入且具體的學習處理技巧，然後日積月累的反覆練習。小雨非常認真參與活動，即使一起治療的人中途退出者眾，她卻始終堅持著。

人際關係的改善對小雨的好轉幫助很大，教會裡弟兄姊妹及學校同學的扶持更是一大助力。小雨一直很渴望友誼，但很怕被誤解與拒絕。在自我閉鎖的時間裡，痛苦的烈焰在心中烱燒，築起的冷漠藩籬就像覆在火山口的薄冰，頃刻化成淚水。逐漸與他人接觸以後，開始接受幫助也幫助別人，信心就一步步建立起來。但是一開始小雨與大多數患者一樣，並不相信人際關係心理治療法（IPT）的幫助。因為在飲食障礙症最嚴重的時候，極度的混亂與營養缺乏使得大腦無法正常運作，自己都非常厭惡自己了，遑論結交朋友，還從中得利。人際關係的幫助，要在自身達到一定程度的穩定後，才能發揮加乘效果，對小雨而言正是如此。

事實上這些治療不只對飲食障礙症有用，對小雨生活的各個面向都有益。對於生活中各種對立的衝突，可以慢慢接納並改變。現在的小雨就是被自己接納的人，沒有對自己與對他人、對社會的責難。

當被問到，將如何繼續維持著現在的良好飲食狀態時，她這樣回答：

1. 持續審視自己願意改變的動機

小雨認為她必須要經常提醒自己，價值何在？夢想為何？人生目的是什麼？不是為了別人才要脫離飲食障礙症的，是為了自己，為了完成自己想要的人生。「動機」是鞭策自己繼續前行最重要的因素。

2. 熟稔的使用因應技巧

異常飲食行為往往是被患者用來處理生活中的痛苦與不適的。方法很爛，但有時卻像是患者當下的「救生圈」一樣有效。不過，不可能用這個很爛的救生圈成功的游到對岸。因此在學到因應技巧後，要好好練習，並且勇敢的使用這些技巧。就像學游泳一樣，要放開救生圈，相信教練的指導與保護。經常使用這些因應技巧，就像經常游泳一樣，熟能生巧，多練習會使得這些技巧變成自然反射。小雨經常勉勵自己，要棄絕異常飲食行為就要持續、堅定的練習正確的因應技巧。

3. 建立並維持良好的支持體系

飲食障礙症者具有孤立的傾向，患者會將自己的表現視為一種恥辱。因為這些現象是如此難以啟齒、難以解釋，遑論開口請求協助或求救。這需要極大的信任度才做得到。但是還是要試著打開心扉，向別人伸出善意的手，把建立一個良好的支持體系當成重要的目標來完成。小雨很高興有家人、朋友的支持；但也了解，所有的情感都需要彼此澆灌方能維繫，因此她也快樂的付出。

4. 以照顧好自己為優先，對自己好一點

仁慈的對待自己。飲食障礙症患者經常律己甚嚴，甚至事事要求完美。放下吧！對自己好一點。復原之路頗長亦艱辛，需要消耗許多能量。小雨過去對自己相當嚴苛，用盡百分之百的能量，只為拿到最好的成績，從來不管是否燈枯油乾。現在她懂得先照顧好自己，讓自己有充分的睡眠、足夠的交誼時間，也不再反覆修改作業。總之，把生命的順位排列好。現階段沒有比照顧好自己身心健康還重要的事了。

5. 為每一個小小的成功雀躍

做自己的啦啦隊！每一個微小的成功都值得慶賀！都值得給自己按讚！舉例來說，如果過去一有催吐的念頭，就立即執行；而今天可以延遲十五分鐘才做，就是一種成功，雖然還是催吐了，每多一分鐘的延遲都是戰勝的訊號。小雨強調，復原之路往往很長，若還是用完美主義者的標準要求自己，那將經常置自己於灰心喪志的處境，傷害性很大。

6. 時時預防復發

誰都希望飲食障礙症復原之路一帆風順，偏偏它比許多疾病難處理，還很容易復發。小雨自己也復發數次。她的建議是：寫下自己可能面臨復發的線索及處理的方法，仔細留意，誠實面對。舉例來說：她發現每逢經期前，若加上考試，她就會有催吐的念頭，甚至以前也有破功的紀錄。與治療師討論後，若遭逢相同的情況，小雨會提前採取預防復發的方法：或與婦產科醫師商量是否延後經期來降低賀爾蒙對情緒的干擾；或找好友一起溫書，也一起進食，藉由朋友的鼓勵與陪伴來度過；或降低學業上的過度自我要求等等。還要記錄過去復發時的前因後果及思考脈絡，例如：你想催吐之前，發生什麼事？你想到了什麼？下次再發生時，你可以換個方式去面對嗎？這樣一來，這些預防步驟會使你有心理準備，先有醞釀期，再加上行動上的改變，成功的機會就增加了，異常飲食行為就越來越遠了。

7. 復原之路是旅程，而非比賽

別心慌，也別心急；別比較，也別計較。最重要的是：永不放棄。小雨學會用嶄新的角度去看待「復原」——在學步期，每個人都會跌倒。所以跌倒不要緊，重點是有沒有再站起來。記得原諒自己跌跤！沒什麼大不了的，吸一口氣，繼續向前行。復原之路是旅程，目標是痊癒的終點，不是你贏我敗、一翻兩瞪眼的比賽啊！

8. 找回自己

不要光想如何對抗飲食障礙症，時時提醒自己，你更重要的目標是賦予人生意義及找到生命的喜悅。小雨說，一定要相信「沒有飲食障礙的干擾，人生才會充滿喜樂。」這短短的幾個字，在復原初期，當努力不使用異常飲食行為，卻又還沒有品味到生命的樂趣時，是支撐下去的重要信念。「千萬要相信，沒有飲食障礙的綑綁，你才有幸福。」小雨這樣溫和卻堅定的表示。繼續走，繼續走，別懷疑。慢慢的，你會經歷到自由的滋味，因為飲食障礙逐漸失去操控的力量了。當你自由了，就愈有機會與其他事物建立關聯，終能離開「飲食障礙」的監獄。

只有不用禁食、暴食、催吐來麻痺你的感受，你才能真正活著。真正的活著就是找出你生命的意義，經歷自由，愛人也被愛。治療飲食障礙症，就像離開一段受虐的關係。你就是活在受虐的環境，不敢逃離，因為這是你唯一認識的關係。但是即使外人不停的勸說，你也十分痛苦，但離開這段關係需要決心與勇氣。這一切為的就是要找回你自己。

對小雨而言，一但嘗到離開飲食障礙凌虐關係後的自由，她就決定要加入救援陷在這種痛苦的人。她發現了全新的自己。小雨認為只有找到自己，才能永遠脫離飲食障礙的掌控。

9.不讓錯誤的身體意象擊倒

在還沒有痊癒的階段，心中仍會飄過一些干擾性思緒，其中以錯誤的身體意象居多。這些小雨都經歷過，她也有一些方法來面對。當心中又跑出「你很胖」的聲音企圖干擾進食的時候，她會告訴自己，不是「你很胖」，而是你產生了一個「你很胖」的想法。用這種正確的做法來讓「飲食障礙的想法」與你的「本身」脫鉤。然後給產生這種想法的情緒一個真正的稱呼來取代慣性的錯誤念頭（你很胖）。因為「你很胖」這種念頭不可能是一種情緒反應，勢必有變裝的感覺隱身在這個思緒之後，例如：我感到失望，或我覺得難過，或我感到被誤解等等。你得找出它們，接著再使用因應技巧來處理自己真正的情緒，同時向支援系統請求協助，或尋找諮詢。

10.萬一復發，勿害怕，使用一些步驟回到正軌

小雨在多年的歷練下，自己歸納出克服飲食障礙症的飲食指南。過去當她復發時，她會重新啟動並依當時的嚴重度進入流程。這個飲食指南其實是濃縮版的「飲食障礙症患者的飲食行動手冊」，小雨提供此一指南給需要的人。

◆克服飲食障礙症的飲食指南

※初期：規則進食，照表操課（這需要破釜沉舟的決心）

絕不催吐，絕不自我減量。

相信規則進食是唯一的途徑（限制食量或催吐又會進入惡性循環）。

※中期：直覺式進食

相信身體對飲食的直覺，體會飢餓與飽足的訊號。

飢則食，飽即停。體會並尊重身體「飢」與「飽」的訊號。

不去評斷「好」食物，或「壞」食物。

多與你的支持系統成員互動。

經常反思食物是能量來源的意義，拒絕讓食物成為生活的主控者。

在去除食物的「禁忌」後，細細品味自由的滋味，不會再有罪惡感。

在去除「卡路里」的禁錮後，體驗行動上的自由。

好好品嘗食物，享受它們。

✽後期：找回自己（你用什麼定義自己？）

探索及尋找自己的興趣、目標、價值與意義。

提醒自己治療的目的是為了自己的幸福快樂，不是去討好別人。

你的人生價值是你好轉的最大動力——找出價值。

勇敢跨出你的舒適帶，尋找更多的生活樂趣。

不讓錯誤的身體意象擊倒（見上述第9）。

復發的預防（見上述第7）。

這份指南對旁人也許覺得理所當然，殊不知對於患者而言卻是像兵書一樣難。但面對飲食障礙症這個頑強的敵人，光有兵書，只能紙上談兵，倘若出關作戰，難保不傷痕累累。但是勝敗乃兵家常事，你若能屢敗屢戰，累積戰功與戰鬥力，那擁有孫子兵法便十分重要。

重要的不是你戰敗過幾次，而是戰敗後你有沒有再站起來？所以不要一失敗就失志，因為不失敗才奇怪。

小雨說，外人很難理解患者與異常飲食行為的複雜關係，前面談到的受虐關係差可比擬。如果這樣想也就不難了解，為什麼在停止這些行為時，患者會有失落感。對去掉這些變態行為有失落感？是的！就是這樣。好像婦女離開施虐的丈夫時，也會有一段焦慮及寂寞的時間。但隨著其他好的生活面向增廣時，這些感受會逐漸消失。因此患者一定要擴展生活圈，並了解這些令人不舒服的感受未來會被快樂取代，因此別害怕，繼續往前走，幸福一定會來臨。

小雨對所有飲食障礙症患者獻上鼓勵與祝福。

【附錄2】

西雅圖OPAL飲食障礙症治療中心訪問記

美國西雅圖太平洋大學臨床心理學博士班生 **姚儒霈**
（本文徵得吉布林博士同意刊登）

飲食障礙症的盛行已經超越種族、年齡及性別了。雖然在全美有許多專門治療飲食障礙症的門診，但是也有許多的病人需要更積極的營養治療、精神狀況協助以及生理問題治療，因此飲食障礙症治療住院中心便應運而生。

但是因為若將病患集中住院，也會剝奪了他們與真實世界的接觸機會，某個角度來說，也孤立了患者。因此有一些中間型機構誕生了，他們介於住院中心與門診之間，以期提供病患慢慢適應的緩衝期，協助病患建立起生活上的支援系統及給予每日密集的輔導，強調於幫助病人減少復發率，我們稱之為「飲食障礙症治療中心」。

二〇一二年二月，華盛頓大學心理學教授吉布林（Lexi Giblin）、西雅圖太平洋大學老師邱吉爾（Julie Church）和貝西（Kara Bazzi）三人認為中間型機構有助飲食障礙症患者復原，因而離開大學教職，成立食物與身體的智慧（OPAL: Food+Body Wisdom）飲食障礙症治療中心，專門治療十八歲以上的女性飲食障礙症患者。OPAL分為三個層面：(1)日間留院；(2)密集門診；(3)一般門診。OPAL的核心信仰是：飲食障礙症乃源自於潛在的心理問題，唯有幫助病患接受本身與食物，才能發展出兩者間的信賴與美好關係。

以下是姚儒霈與執行長吉布林的訪談紀錄：

姚：OPAL的治療原則與目標是什麼？

吉：OPAL的治療目標是全人的醫療，而非只是症狀的去除。我們強調，要治療包裹在異常飲食行為下的病人的心理問題。顯於外的禁食、狂食與催吐只是一些心理問題（憂鬱、焦慮、完美主義、缺乏自信、被傷害、被虐待）的面具罷了。因此如何教導病患發覺自己內心真正的問題與情緒，改用健康的因應技巧來面對，並溫暖病人心中黑暗的角落，是我們的目標。

姚：OPAL怎麼做以達到這個目標呢？

吉：我們努力幫助病人找出潛在的心理問題。我們提供一個安全的環境，靠著心理師的幫助，加上藝術治療、瑜珈治療，讓病患意識到自己的潛在問題，並開始學習表達。在ＯＰＡＬ，病患可以安心的自由表達，並感覺被接受。這種表達情緒的能力正是絕大多數患者最欠缺的。ＯＰＡＬ相當重視藝術治療的力量，因為比起用言語來表達心理問題，以藝術來表達相對容易。瑜珈對於降低焦慮、肢體放鬆、專注於身體的感受、享受身體帶來的愉悅等都有幫助。

姚：ＯＰＡＬ使用的心理治療法有哪些？

吉：ＯＰＡＬ強調，個別治療、團體治療及家庭治療都很重要，缺一不可。因為我們之所以強調全人的治療乃因飲食障礙症之源可以是：生物性、心理性、情緒性、社會性及家庭性，因此解決之道亦須多管齊下。心理師所教導的因應技巧需反覆練習，還要應用在真實的狀況下，包括家庭裡、朋友間及工作場合中等等。個別治療可以讓治療師與患者發現及解決問題；團體治療提供練習的機會與支持，經由團體夥伴間的接納與付出，可以做進入社會的前期練習；家庭治療則穩固患者最親近的關係。

常在ＯＰＡＬ使用的心理治療法以對立整合行為治療法（DBT）及自我接納與承諾實踐（力行）療法（ACT）為主。我們有很好的心理治療師，他們與病患建立互相信任的醫病關係，這種穩固的關係比什麼都有用。前面提到飲食障礙症的成因相當複雜，所以不可能固定使用某一種「標準」心理治療法來協助所有人。因此個別治療師將依據他們與病人的長期談話，採取最適合的方法。但是在團體治療中則以前述兩種為主。

姚：OPAL的三個層面如何運用於患者？

吉：因為飲食障礙症患者有其「病根」在，若不針對病根處理，只想著根絕吃的問題，是不可能痊癒的。所以OPAL強調：幫助病人了解自己真正的問題，面對它，學習因應技巧，建立自己的價值體系，並擁有正常的人際關係。要達到這個目標，需時頗長，因此我們運用三個層面的治療。

在OPAL治療的一個前提是，病人無立即的生命危險，若病患需要急切的精神科治療或健康治療，這些人必須先住院，等他們沒有生命之虞時，才進入OPAL。

OPAL有精神科醫師門診、個別心理諮商師門診、營養師門診、家庭治療師門診、團體治療、營養及烹飪課、藝術治療、瑜珈課、戶外活動、餐廳等設施。

日間留院：病患多屬於剛出院，或病情比較嚴重者。病患需一週五天，從上午八點到下午六點均留置在中心，包括三餐與兩次點心時間。每日的療程就像學校課程一樣，依據病人的需求，制定出療程表。舉例來說：星期一上午可能有精神科醫師門診、個別心理師諮商，與營養師檢討周日的飲食狀況，下午有團體治療。三餐均會有機會參與烹飪，或設計菜單。星期二也許有家庭治療，加上藝術治療。星期五也許有一餐集體到附近餐廳進食，看看外界的氛圍對病患有什麼影響。如此一來，病患會有完整且密集的治療。

密集門診：在治療師觀察下，若病患的情況有進步，且離開中心後（下午六點以後）表現也佳，則可以將上述療程減為三天，每次三小時（包括一餐於中心進食），稱為密集門診。這時候起，病患有三天要獨力面對外界生活。他將遇到能否繼續堅持在中心的飲食習慣的挑戰，還會遭遇到各種人際關係的適應問題，及如何獨自面對心理及情緒上的不適。治療師將一一協助檢視並幫助病患逐漸學會因應挑戰。如果不順利，也許會再進入日間留院，如果表現很好，那麼病患就可以繼續降到一般門診了。

一般門診：病患在這個階段只需回來幾個特定的門診，無需在中心進食。因為此時病患應已有良好的飲食行為，並對於周遭環境有相當的能力處理。他只須回診討論生活上遭遇的困難，從醫師、治療師或營養師得到建議，並且做復發的預防。

OPAL的病患就在這三個層面垂直移動，直到痊癒。我們在中心提供全方位的醫療，減少病患的奔波，而且中心會集合每一領域治療師，針對每一個病人提出研討會，不會有治療師各行其是的問題。治療方針將是眾人的心血，且具一致性。

姚：那關於病患「吃」的問題，OPAL會怎麼做呢？

吉：是的。雖說異常飲食行為只是表象，但卻是一個最明顯且傷害健康頗深的問題。OPAL對於「食物」與病人的關係有我們自己的治療哲學。

我們希望病人能建立起身體（body）與食物（food）的信任關係（trust-based relationship）。我們認為康復的真義在於：腦中沒有減肥或節食的想法了，而是完全相信「健康無關體型尺寸」，採取「直覺式進食」，而非只是去除異常飲食行為或遵照規定的飲食計畫而已。

OPAL鼓勵病患並致力於教育大眾，「細細體會身體飽與餓的訊號」。不要再拿起食物的標籤看含多少卡路里來決定要不要吃或吃多少。相信身體，將「吃」這件事回歸到最正常的狀態。因此在中心，我們吃的就是最「正常」的狀況：自己買食材，自己烹調，偶爾也外食。聽起來像是回歸「原始」狀態？哈哈！的確有一點。食物的自然美味與健康，不應該被人為操縱太過。我們有營養師陪同病患並指導他們採買食材，然後一起烹煮，希望患者自己生活時也能有好的飲食態度。外食也是必要的治療過程，因為他們終將回歸社會，藉著聚餐與他人共享時光。我們的治療有助消除他們的恐懼，並建立信心。

OPAL認為「健康無關體型尺寸」的概念將會使病患，其實是使所有人，得到全然的自由。因為一個全人的健康是關乎身心靈的，大小胖瘦不過是末節的指標，甚至連指標也談不上。如果因為要求瘦以符合美的標準，注定將失去精神上的自由。你將無法接納自己的身體，也失去單純運動的美好（許多人運動只是為了減肥），更別提與食物產生美妙的關係。

為了達到建立身體與食物信任關係的目標，我們提倡直覺式進食，也鼓吹享受活動身體的樂趣，例如瑜珈、跳舞、划船等等，而非拚命劇烈運動燃燒卡路里。細細體會「吃」與「肢體活動」，仔細聆聽身體與你的對話，相信身體告訴你的悄悄話。這些OPAL的信念，會重新將你的身心連結起來。

姚：OPAL最與眾不同的地方是什麼呢？

吉：OPAL的創辦人是三個西雅圖地區的心理學學者。我們本著將研究的結果整合入臨床應用、希望飲食障礙症的治療更為有效的信念，同時也希望將在臨床發現的問題，帶回學術界繼續研究。這就是我們與眾不同的地方。

【附錄3】

The Eating Attitude Test-26, EAT-26

This is a screening measure to help you determine whether you might have an eating disorder that needs professional attention. This screening measure is not designed to make a diagnosis of an eating disorder or take the place of a professional consultation.

Please fill out the form below as accurately, honestly and completely as possible. There are no right or wrong answers.

Part A: Body Mass Index（Part A is optional）

US		Metric
Weight:__________ pounds		Weight:__________ kilograms
Height:__________ Feet__________ I nches		Height:__________ meters

The Body Mass Index (BMI) is of limited utility, especially for very short and very tall people. Enter your height and weight if you would like to have your BMI calculated.

Part B: Questions

	Always	Usually	Often	Sometimes	Rarely	Never
1. I am terrified about being overweight.						
2. I avoid eating when I am hungry.						
3. I find myself preoccupied with food.						
4. have gone on eating binges where I feel that I may not be able to stop.						
5. I cut my food into small pieces.						
6. I aware of the calorie content of foods that I eat.						
7. I particularly avoid food with a high carbohydrate content (i.e. bread, rice, potatoes, etc.)						

8. I feel that others would prefer if I ate more.						
9. I vomit after I have eaten.						
10. I feel extremely guilty after eating.						
11. I am occupied with a desire to be thinner.						
12. I think about burning up calories when I exercise.						
13. Other people think that I am too thin.						
14. I am preoccupied with the thought of having fat on my body.						
15. I take longer than others to eat my meals.						
16. I avoid foods with sugar in them.						

17. I eat diet foods.						
18. I feel that food controls my life.						
19. I display self-control around food.						
20. I feel that others pressure me to eat.						
21. I give too much time and thought to food.						
22. I feel uncomfortable after eating sweets.						
23. I engage in dieting behavior.						
24. I like my stomach to be empty.						
25. I have the impulse to vomit after meals.						
26. I enjoy trying new rich foods.						

Part C: Behaviors

	Never	Once a month or less	2-3 times a month	Once a week	2-6 times a week	Once a day or more
A. Gone on eating binges where you feel that you may not be able to stop? (Defined as eating much more than most people would under the same circumstances and feeling that eating is out of control.)						
B. Ever made yourself sick (vomited) to control your weight or shape?						
C. Ever used laxatives, diet pills or diuretics (water pills) to control your weight or shape?						

D. Exercised more than 60 minutes a day to lose or to control your weight?						
	Yes			No		
E. Lost 20 pounds or more in the past 6 months?						
F. Have you ever been treated for an eating disorder?						

Sources:

Garner, D. M., & Garfinkel, P. E. (1979). The Eating Attitudes Test: an index of the symptoms of anorexia nervosa. *Psychological Medicine, 9* (2), 273–279.

Garner, D. M., Olmsted, M. P., Bohr, Y., & Garfinkel, P. E. (1982). The Eating Attitudes Test: psychometric features and clinical correlates. *Psychological Medicine, 12* (4), 871–878. (Introduced the 26 item version of the EAT.)

【附錄4】

20 Ways to Love Your Body

(2005, National Eating Disorder Association. Compiled by Margo Maine, Ph.D.)

1. Think of your body as the vehicle to your dreams. Honor it. Respect it. Fuel it.
2. Create a list of all the things your body lets you do. Read it and add to it often.
3. Become aware of what your body can do each day. Remember it is the instrument of your life, not just an ornament.
4. Create a list of people you admire: people who have contributed to your life, your community, or the world. Consider whether their appearance was important to their success and accomplishments.
5. Walk with your head held high, supported by pride and confidence in yourself as a person.
6. Don't let your weight or shape keep you from activities that you enjoy.

7. Wear comfortable clothes that you like, that express your personal style, and that feel good to your body.
8. Count your blessings, not your blemishes.
9. Think about all the things you could accomplish with the time and energy you currently spend worrying about your body and appearance. Try one!
10. Be your body's friend and supporter, not its enemy.
11. Consider this: your skin replaces itself once a month, your stomach lining every five days, your liver every six weeks, and your skeleton every three months. Your body is extraordinary–begin to respect and appreciate it.
12. Every morning when you wake up, thank your body for resting and rejuvenating itself so you can enjoy the day.
13. Every evening when you go to bed, tell your body how much you appreciate what it has allowed you to do throughout the day.
14. Find a method of exercise that you enjoy and do it regularly. Don't exercise to lose weight or to fight your body. Do it to make your body healthy and strong and because it makes you feel

good. Exercise for the Three F's: Fun, Fitness, and Friendship.

15.Think back to a time in your life when you felt good about your body. Tell yourself you can feel like that again, even in this body at this age.

16.Keep a list of 10 positive things about yourself–without mentioning your appearance. Add to it!

17.Put a sign on each of your mirrors saying, “I'm beautiful inside and out.”

18.Choose to find the beauty in the world and in yourself.

19.Start saying to yourself, “Life is too short to waste my time hating my body this way.”

20.Eat when you are hungry. Rest when you are tired. Surround yourself with people that remind you of your inner strength and beauty.

國家圖書館出版品預行編目（CIP）資料

失控的瘦身計畫：揮別飲食障礙，重新找回身體與食物的美好關係／廖璽璸著．-- 初版．-- 臺北市：遠流，2015.08
面；　公分．--（大眾心理館；343）
ISBN 978-957-32-7678-4（平裝）

1. 飲食障礙症

415.9982　　104012107

大眾心理館 343

失控的瘦身計畫

揮別飲食障礙，重新找回身體與食物的美好關係

作者：廖璽璸
策劃：吳靜吉博士
主編：林淑慎
特約編輯：趙曼如
執行編輯：廖怡茜
行銷企劃：葉玫玉、叢昌瑜

發行人：王榮文
出版發行：遠流出版事業股份有限公司
100 台北市南昌路二段 81 號 6 樓
郵撥／0189456-1
電話／(02)2392-6899　傳真／(02)2392-6658

著作權顧問：蕭雄淋律師
2015 年 8 月 1 日　初版一刷
售價新台幣 280 元（缺頁或破損的書，請寄回更換）

ISBN 978-957-32-7678-4

YLib 遠流博識網
http://www.ylib.com　E-mail: ylib@ylib.com